KB004639

매일
척추

초판 1쇄 발행 2021년 9월 24일
초판 2쇄 발행 2022년 10월 18일

지은이 은상수
펴낸이 김요안
편집 강희진
디자인 이명옥
일러스트 변우재

펴낸곳 북레시피
주소 서울시 마포구 신수로 59-1
전화 02-716-1228
팩스 02-6442-9684
이메일 bookrecipe2015@naver.com ㅣ esop98@hanmail.net
홈페이지 www.bookrecipe.co.kr ㅣ https://bookrecipe.modoo.at/
등록 2015년 4월 24일(제2015-000141호)
창립 2015년 9월 9일

ISBN 979-11-90489-42-3 03510

종이 화인페이퍼 ㅣ **인쇄** 삼신문화사 ㅣ **후가공** 금성LSM ㅣ **제본** 대흥제책

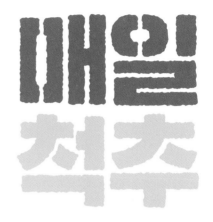

매일 채소

은상수 지음

북레시피

허리디스크, 목디스크 질환은 왜 생길까?
나이가 들어서? 많이 써서? 잘못된 자세 때문일까?
숙이는 동작, 체중으로부터 척추는 우리 몸을 지탱한다.

"움직임이 있는 곳에 통증이 있다."
"허리, 목은 숙이지 말자."
이것을 이해하면 척추 질환을 극복할 수 있다.

건강한 척추는 하루아침에 만들어지지 않는다.
올바른 지식과 제대로 된 운동으로
매일 건강한 척추를 만들어보자.

척추 전문의 **은상수**

Ⅰ 허리디스크

II 척추협착증

Ⅲ 그 외 척추 질환들

IV 목디스크

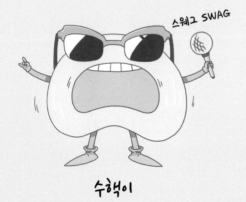

스웨그 SWAG

수핵이

I

허리디스크

허리디스크
원인과 증상

1
허리디스크 나한테 왜?

허리를 삐끗하고 우측 엉덩이가 저려왔다. 시간이 지나도 계속 아프기에 허리디스크일 거라 짐작했다. 척추 전문의인 내가 진료실에서 수없이 봐온 증상이었다. 막상 MRI를 찍고 허리디스크가 찢어진 것을 봤을 때 여러 생각이 들었다. 아직 젊은데, 벌써 디스크가 나빠졌다고? 허리 통증, 다리 저림은 얼마나 지속될까? 움직일 때마다 불편했고 약간 우울해지기까지 했다.

다행히 내 디스크는 한 달 후 좋아졌다. 별다른 치료 없이 엉덩이 저림이 없어졌다. 아팠던 한 달 동안 척추 전문의인 나조차 심적 안정을 유지하기 어려웠는데 환자들은 얼마나 불안했을까? 환자의 마음을 헤아려보았다.

'허리디스크, 나한테 왜 생긴 거지?' 하는 질문에 대한 답부터 허리디스크의 치료, 운동법에 이르기까지 상세히 알아보자. 막연한 두려움보다는 병을 이해하기 위해 공부를 해야 한다.

허리디스크가 탈출했다고?

허리디스크는 겉의 막인 섬유륜이 찢어지고 안의 수핵이 돌출되어 신경을 누르는 병이다. '추간판 탈출증'이 정확한 용어다. 척추뼈 사이에 있는 디스크가 '추간판'이고 disc herniation을 우리말로 바꾸니 '탈출'이 되었다. 디스크 탈출이라는 말은 옳은 번역이긴 하지만 어딘가 어색하다. '디스크가 돌출되었다'라고 하는 쪽이 이해가 쉬울 것 같다. 가끔 심한 디스크를 '터졌다'라고 설명하기도 하는데 많이들 놀라신다.

디스크는 겉의 막인 '섬유륜', 안쪽의 디스크 실질인 '수핵'으로 이루어져 있는데 섬유륜이 찢어지고 수핵이 튀어나와 신경을 누르면서 통증을 유발한다. 타이어의 겉면이 마모되어 펑크가 난 것과 비슷하다. 찐빵이나 찹쌀떡의 겉이 찢어지고 팥 앙금이 튀어나오는 걸 생각하면 된다.

돌출된 디스크는 신경을 누르고 통증, 마비를 일으킨다. 많은 환자들이 허리디스크는 허리가 아플 거라 생각하는데 의외로 허리는 괜찮고 엉덩이, 다리가 저린 경우가 많다.

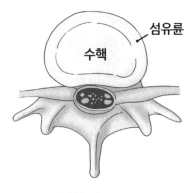

섬유륜

수핵

정상 디스크

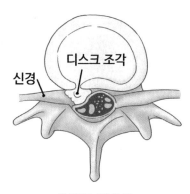

디스크 조각

신경

추간판 탈출증

디스크 막인 '섬유륜'이 찢어져 '수핵'이 뚫고 튀어나오는 것을 '추간판 탈출증'이라 한다. 디스크 조각, 파편이 신경을 누르면 직접적인 압박 외에도 디스크, 신경 주변에 염증이 생겨 통증이 심해진다.

2
척추의 진화

바로 서기

두 발로 서서 걸으면서 사람은 두 손을 자유롭게 쓸 수 있게 되었다. 사족보행을 하는 동물이 이족보행을 하게 되면 균형을 잡기 위해 뇌도 발달한다. 다만 체중이 허리에 집중되면서 디스크에는 무리가 많이 가고 척추 질환이 발생할 가능성이 높아진다. 노화, 과체중, 과다 사용은 허리를 망가뜨린다. 직립보행은 인류에게 축복이지만 척추 질환이라는 숙제를 남겼다.

전만, 후만

척추는 경추(목), 흉추(등), 요추(허리), 이렇게 3개의 곡선으로 이루어져 있다. 직립보행을 위해 정교하게 만들어진 곡선들이다. 꼭짓점이 앞에 있는 곡선을 전만, 뒤에 있으면 후만이라 한다. 몸을 편 모양을 '전만', 몸이 숙여진 모양을 '후만'이라고 생각하면 된다. 목, 허리는 '전만', 등은 '후만' 모양을 가지고 있다.

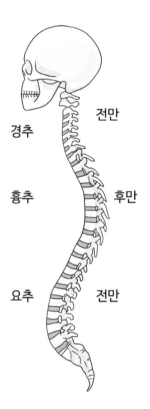

전만

경추

흉추 후만

요추 전만

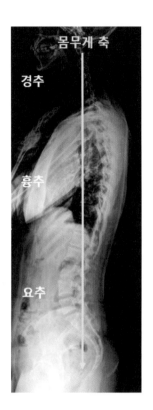

몸무게 축

경추

흉추

요추

척추는 경추, 흉추, 요추로 나뉘고 이들은 전만, 후만, 전만의 모양을 보인다. 우측 엑스레이 사진을 보면 몸무게 축이 척추를 통과하여 골반으로 전달되고 있다. 척추는 균형이 아주 잘 맞춰진 구조물이다.

네발 동물

네발 동물의 척추는 후만 모양이다. 머리와 목을 들어서 앞을 보는데 몸통은 하나의 후만 곡선이다. 중력이 위에서 누를 때 이 구조물이 버틸 수 있는 두 가지 방법이 있다. 하나는 척추뼈가 아주 단단하면 된다. 하지만 단단하기만 해서는 척추뼈에 움직임이 없어진다. 약간의 유연성이 있으면서 중력을 버티려면 활시위 효과(Bowstring effect)가 있어야 한다. 활은 위에서 누를 때 양 끝에 묶은 실이 활이 벌어지지 않게 하여 모양을 유지한다. 등이 '활'이고 배가 '실'이 된다. 중력이 몸무게만큼 위에서 눌러도 뱃가죽과 근육이 앞뒤를 잡아주어 몸이 무너지는 것을 막는다. 또한 척추뼈가 후만 모양이어서 폐, 복부 장기 등이 위치할 공간이 넓어진다. 사족보행 동물들에게는 후만 모양의 척추가 유리하다.

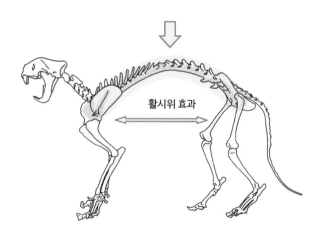

활시위 효과: 네발 동물은 중력을 배근육으로 버텨 몸이 무너지는 것을 막는다. 척추의 후만 곡선은 장기가 위치할 공간을 만들기 유리한 모양이다.

전만의 효과

후만 곡선만으로 이루어진 척추로 바로 서면 어떻게 될까? 무너지는 힘이 많이 가해져서 에너지 소모가 많을 것이다. 무너지지 않기 위해 척추는 단단하고 뻣뻣해져서 허리를 숙이는 동작이 어려워진다. 허리에 유연성을 주기 위해 만들어진 곡선이 전만이다. 전만 곡선은 여러 장점이 있다.

첫 번째 효과는 유연성 증가다. 후만은 무너지지 않기 위해 단단해야 한다. 하지만 전만 모양인 허리 부위는 부드러워도 된다. 이 유연성으로 우리는 허리를 구부리고 펼 수 있게 되었다. 숙이고 펴지 못하는 몸이라니 생각만 해도 괴롭다.

두 번째 효과는 체중을 중심축으로 이동시켜 균형을 잡는다. 몸은 당기고 체중을 뒤로 움직여 척추가 숙여지지 않도록 한다. 전만은 앞으로 쏠리는 머리, 몸통의 무게를 뒤로 옮겨 균형을 맞춘다. 허리의 피로도를 줄인다.

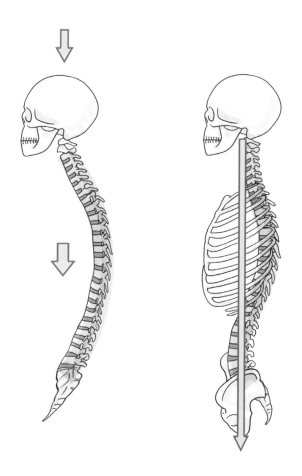

네발 동물에게 유리했던 후만은 바로 서는 인간에게는 불리한 곡선이다. 후만은 숙여지는 힘을 버티기 위해 단단해야 한다. 후만 모양의 흉추에는 갈비뼈가 붙어서 더 단단하게 해준다. 반면 우측 그림의 목, 허리 전만은 체중 축이 골반을 통과하게 하여 균형을 잡고 유연성을 제공한다.

단단한 흉추

몸을 숙일 때 척추뼈로 지탱해야 한다. 후만인 흉추에 많은 부하가 걸린다. 그래서 흉추는 유연하지 않고 단단하다. 갈비뼈가 커다란 뼈 원통을 만들어 움직임을 최소화한다. 흉추의 뻣뻣함을 보상하기 위해 경추, 요추는 유연해야 한다.

움직이는 곳에 통증이 있다

밝은 곳이 있으면 어두운 곳도 있듯이 목, 허리의 유연성이 디스크 손상의 원인이 된다. 기계와 같이 움직이는 관절에는 마모와 퇴행성 변화가 동반된다. 흉추디스크보다 목디스크, 허리디스크가 호발하는 이유다.

척추가 몸 가운데 있다면?

바로 섰을 때 척추가 후만 곡선으로만 이루어진 것이 불리하다면 척추가 정중앙에 있으면 되지 않을까? 옆에서 봤을 때 사람의 척추가 몸 정중앙에 있다면 전만, 후만 곡선 없이 일자 막대기 모양이어도 괜찮을 것이다. 머리에서 척추로 체중이 가해지는 힘이 부담스럽지 않아 효율적일 것이다.

그렇다면 사람의 척추는 왜 등 쪽에 있는 걸까? 척추가 가운데 있으면 간, 위, 대장, 소장 등의 장기가 위치할 공간이 좁아지기 때문이다. 척추뼈는 몸통의 뒷부분으로 물러나고 장기가 있을 공간을 만들었다. 그러면서도 척추뼈는 머리와 몸통의 무게가 앞으로 무너지는 힘을 견뎌야 한다. 이 힘을 효율적으로 분산시키기 위해 척추 곡선이 형성되었다. 사람의 허리는 일자도 단순 후만도 아닌 세 가지 곡선과 유연성을 가진 척추로 발달했다.

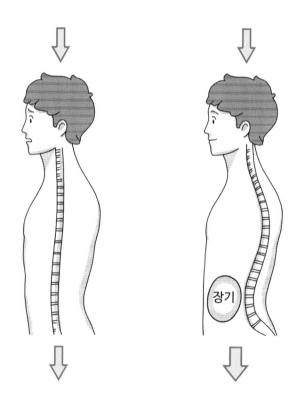

척추를 옆에서 봤을 때 몸의 정중앙에 위치하면 체중을 버팀에 있어서 유리하겠지만 장기를 담을 공간이 부족해진다. 이 때문에 척추는 몸 뒤에 위치하고 숙여지는 힘을 버티기 위해 단단해야 한다. 너무 단단하면 움직임이 없어져 불편하기에 전만 곡선을 통해 유연성을 얻었다.

신기한 장기 배치

전만은 배 안의 공간을 줄인다. 장기가 있을 곳이 줄어들지만 앞의 장점들이 단점을 충분히 상쇄한다. 이렇게 좁아진 전만 앞의 공간에는 원통형의 유연한 장기들이 위치하게 된다. 척추 모양이 전만인 목, 허리를 살펴보자. 목 앞에는 기도, 식도가 있고, 허리 앞에는 대장, 소장이 있다. 이 장기들은 부피가 적고 위와 아래를 연결한다. 목과 허리를 구부리고 펼 때 이 장기들은 유연하여 모양, 부피가 잘 변한다.

단단하고 후만인 흉추 앞의 장기들을 살펴보자. 간, 콩팥은 크고 단단하다. 간, 콩팥은 움직임이 적은 후만 모양인 흉추 앞에 있기에 적합한 장기들이다. 원래 폐는 압력에 따라 부피가 심하게 변한다. 갈비뼈 원통 안에서 숨을 들이쉬고 내쉴 정도의 팽창과 수축을 하는 것이 폐에는 효율적이다. 폐가 배에 있다면 기본 틀이 없어 많이 쪼그라들 것이고 폐를 다시 팽창시키려면 에너지 소모가 클 것이다. 후만은 숙여지는 힘을 견뎌야 해서 무거운 장기가 있으면 낭패다. 폐는 가볍기 때문에 흉추 앞에 있는 것이 유리하다.

간단하게, 단단한 두 개의 뼈는 어떨까?

척추는 몸 뒤에 있어야 하고 숙여지는 힘을 버텨야 한다. 거기다 움직임이 가능해야 하는데, 그렇다면 단단한 막대 모양의 두 개의 뼈로만 척추가 이루어져 있으면 어떨까? 전만, 후만의 복잡한 곡선도 필요 없고 부자연스럽겠지만 허리 숙이고 펴는 동작도 가능할 것이다. 그런데 이 모델의 문제는 구부러지는 부위가 한 군데밖에 없다는 것이다. 이 유일한 디스크는 수도 없이 구부리고 펴는 일을 반복하면서 얼마 안 가 퇴행성으로 디스크가 내려앉고 망가지게 된다. 휨응력(Bending moment)에 따르면 막대기가 길수록 구부러지는 부위에 많은 힘이 가해진다. 허리를 숙일 때 횟수도 많아서 문제지만 디스크에 엄청난 힘이 가해지는 것이다. 세상 이치가 다 그렇듯 어떤 조직이든지 모든 구성원들이 조화롭게 움직여야 조직이 건강하고 오래간다.

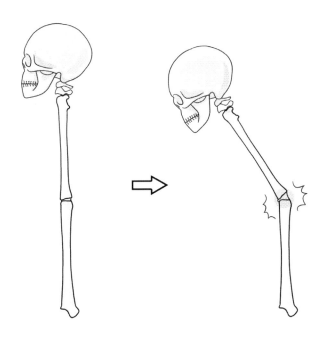

팔다리와 같이 척추뼈가 막대기 모양이고 한곳에서만 구부러진다면 그 부위는 금방 망가질 것이다. 정상 척추에는 23개의 디스크가 있고 이들이 각자의 역할을 잘해야 척추를 건강하게 쓸 수 있다.

전만의 조력자; 허리근육

전만 또한 위에서 아래로 누르는 힘을 버텨야 한다. 체중으로부터 전만을 유지하는 것은 허리근육이다. 단단한 허리근육이 활이 무너지는 것을 막고 모양을 유지한다. 허리근육은 디스크에 가해지는 충격을 흡수하고 허리가 숙여질 때 과하게 숙여지는 것 또한 방지한다. 건강한 허리를 위해 근력운동을 해야 한다.

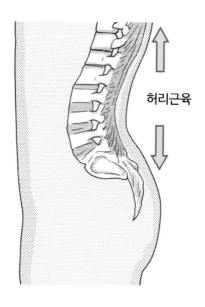

허리근육은 전만 모양의 허리뼈가 몸무게의 압력을 버티게 해준다. 그 외에도 허리디스크에 가해지는 압력 분산 효과와 과하게 숙여질 때 수축하여 부상을 방지한다.

척추 곡선을 알아야 척추 질환을 이해할 수 있다

인간은 바로 서면서 최대한의 척추 안정성과 움직임을 갖는 중간점을 찾았다. 전만은 직립보행에 대한 적응 과정이 있었고 좋은 균형과 유연성을 가지게 해주었다. 하지만 이 전만 곡선의 유연함과 움직임이 목디스크, 허리디스크 병의 위험도를 높였다.

조금 복잡하지만 흥미로운 척추 곡선에 대해 설명하였다. 척추 곡선은 척추 질환의 이해, 치료, 예방, 운동을 설명할 때 기초가 된다. 디스크 질환이 왜 허리, 목에 호발하고 등에는 별로 없는지 이제 여러분들은 이해하셨을 거다. 앞으로 중요하게 이야기할 "허리, 목은 숙이지(후만) 말고 펴야(전만) 한다"에 대해서도 알아보자.

목의 전만

허리 외에 전만이 있는 곳은 목이다. 사람뿐 아니라 네발 동물도 목은 전만 모양이다. 동물들에게 있어 목은 외부 공격에 취약하지만 계속 존재해왔다. 목이 있음으로 인하여 선 자세에서 눈, 귀가 앞과 옆을 향해 정찰이 가능하고 위험을 감지할 수 있다. 전만은 유연하고 움직임이 좋으므로 목에서 그 유용성이 배가 된다. 고개를 양옆으로 돌릴 수 있는 유연성은 주위를 살피는 데 도움이 된다.

동물의 척추

포유류과에 속하는 동물들의 척추뼈는 사람의 척추와 비슷하다. 경추가 7개, 흉추가 12개, 요추가 5개인 데서 숫자가 한두 개 정도 차이 나는 경우가 많다. 특히 침팬지, 오랑우탄은 사람의 척추와 그 모양이 매우 비슷하다. 치타 같은 육지동물뿐 아니라 돌고래도 척추를 가지고 있다. 고래, 물개의 척추뼈도 사람의 것과 모양이 크게 차이 나지 않는다.

추간판 탈출증은 동물에서도 발견된다. 아무래도 동물은 사람처럼 병원에서 병을 진단받기는 쉽지 않다. 동물 병원을 가장 많이 이용하는 개의 경우에는 0.3%의 발병률을 보인다. 디스크가 잘 발생하는 견종이 있고 등디스크와 허리디스크가 가장 많으며 15%에서 목디스크가 발생한다. 침대, 소파 등 높은 곳에서 뛰어내리는 반복적 충격으로 디스크가 생길 수 있다. 개의 추간판 탈출증도 통증과 마비를 유발하고 심하면 소변 장애를 일으킨다. 치료는 움직임을 제한하거나 약물을 투여하고 증상이 심하면 수술을 한다.

보통 네발 동물은 척추가 유연하다. 고양이는 디스크가 잘 발생하지 않는다. 몸이 아주 큰, 예를 들면 코끼리는 척추가 아주 단단하다. 말은 아주 단단한 척추와 디스크를 가져서 허리디스크 탈출증이 잘 없다고 알려져 있지만 네발 동물의 특성상 고개를 들어 앞을 보기 때문에 목디스크의 발병은 종종 보고된다.

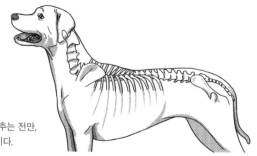

네발 동물들의 척추는 경추는 전만,
나머지 척추는 후만 모양이다.

3
골반의 역할

골반은 단단하게 허리를 잡아 허리를 움직이게 해준다. 허리의 전만 곡선은 유연하다. 이 유연성에도 전제조건이 있다. 유연한 곡선을 받치는 아래 뼈는 단단해야 한다. 지반이 튼튼해야 우리가 원하는 대로 움직일 수 있는 것이다. 유연한 허리 밑에는 튼튼한 골반, 목 밑에는 단단한 흉추와 갈비뼈가 위치한다. 목, 허리의 운동성은 밑의 단단한 구조물들이 받쳐주기에 가능하다.

골반의 또 다른 역할은 체중 전달이다. 정상 허리는 옆에서 봤을 때 체중 축이 몸의 뒤쪽으로 떨어진다. 체중은 척추뼈를 통과해 골반으로 내려와 고관절에서 다리, 발로 전달된다. 척추에서 내려오는 뒤쪽의 힘을 앞쪽 고관절로 효율적으로 전달하기 위해 골반은 앞으로 기울어진 '전방 경사' 모양을 가진다.

골반은 넓고 단단한 원통 모양이다. 유인원의 골반은 너비가 좁았고 현재 우리의 골반은 장골이 옆으로 커져서 넓은 모양이다. 전방

경사를 가진 넓고 단단한 골반 때문에 인간은 꼬리 없이도 균형을 잡고 다리도 일자로 펼 수 있게 되었다.

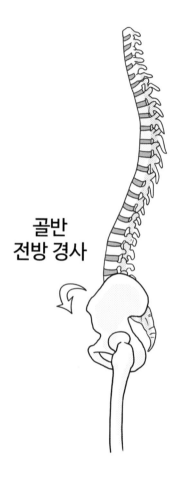

**골반
전방 경사**

척추의 유연함과 운동성은 아래가 단단해야 가능하다. 경추 밑에 단단한 흉추, 요추 밑에 단단한 골반이 위치한다. 고관절은 척추보다 앞에 위치해 있다. 앞으로 기울어진 '전방 경사'를 통해 골반뼈는 체중을 효율적으로 다리로 전달할 수 있다.

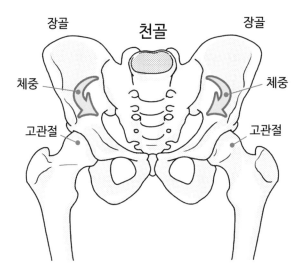

장골　　　천골　　　장골

체중　　　　　　　　　　　체중

고관절　　　　　　　　　　고관절

뒤쪽 천골로 내려온 체중이 앞으로 기울어진 원통 모양의 골반뼈를 통과해서 앞쪽 고관절과 다리로 전달된다. 골반의 전방 경사와 원통 모양으로 인간은 꼬리 없이 몸의 균형을 잡을 수 있다.

꼬리의 역할

동물에게 꼬리가 왜 있어야 하는지 다양한 의견들이 있다. 어떤 이는 꼬리가 주어졌기 때문에 동물들이 그 쓰임새를 찾고 발달시켜왔다고 말한다. 원숭이는 꼬리로 나무에 매달리고 치타는 방향 전환을 할 때 꼬리를 쓴다. 하마는 꼬리를 프로펠러처럼 돌려서 똥을 주위로 날리고 소는 꼬리로 파리를 쫓아내며 고양이는 꼬리로 균형을 잡는다. 강아지는 친근감을 표시할 때 꼬리를 흔든다. 캥거루의 꼬리는 균형을 잡는 데 쓰인다고 여겨져왔는데 꼬리만으로 몸을 지지하고 설 수 있으며 점프할 때 도와주는 제3의 발 역할도 하고 있다.

4
경추, 흉추, 요추

척추관절의 부위별 특징

목을 경추, 등을 흉추, 허리를 요추라 부른다. 같은 척추뼈여도 부위별로 크기, 모양, 관절의 움직임이 다르다. 척추뼈 뒤쪽에 관절이 있어서 구부리고 펼 수 있다. 관절은 뼈와 뼈가 맞닿아 움직임을 가능하게 한다.

경추

경추 관절은 아래 뼈 위에 위 뼈가 얹어져 있는 모양으로 회전 및 굽힘, 신전이 자유롭다. 경추는 전만을 가지고 있고 머리 무게만 버티면 되니 관절이 많이 움직여도 된다. 목을 돌려 양옆을 보는 등 운동 범위가 넓어 관찰을 하기에 용이하다.

흉추

흉추 관절은 아래 뼈의 관절면이 뒤를 바라보고 있고 위 뼈의 관절면이 앞으로 향해 관절을 이룬다. 이런 관절 모양은 회전은 어렵고 약간의 구부림만 가능하게 한다. 약간의 움직임마저도 갈비뼈가 잡고 있어서 유연성이 거의 없다. 후만 곡선으로 인한 체중 압박을 견디기 위해 관절이 가장 단단해야 하는 곳이 흉추다. 뒤에서 보면 철갑, 비늘처럼 빈틈이 없이 뼈가 신경을 잘 보호하고 있다.

경추는 위아래 관절면이 지면과 수평으로 평평하게 맞닿아 있다. 회전이 용이하고 숙이는 것도 잘된다.

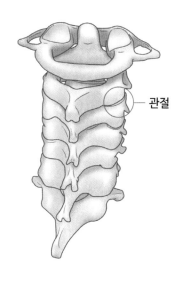

관절

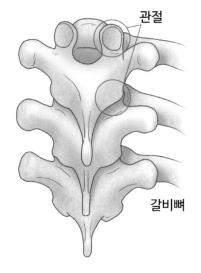

관절

갈비뼈

흉추는 관절면이 지면과 직각으로 뒤를 바라보고 있다. 앞뒤로 맞닿은 흉추 관절은 회전은 잘 안 되고 구부리는 것은 조금 가능하다. 갈비뼈가 흉추에 붙어 안정성을 높인다.

요추

아래 뼈의 관절면이 안쪽, 위 뼈의 관절면이 바깥쪽을 향하여 관절을 이룬다. 이 모양은 허리를 숙이는 데 용이하다. 전만 모양의 요추는 몸을 뒤로 향하게 하여 중심을 잡고 구부리는 동작을 가능하게 한다. 유연성은 경추, 요추, 흉추 순서로 좋고 단단함은 그 반대다.

경추, 흉추와 달리 요추에는 위아래 척추뼈 사이 뒤쪽에 빈 공간이 있다. 목, 등에서 신경 손상은 사지 마비나 생명에 위협이 될 수 있지만, 허리에서의 손상은 양다리나 한쪽 다리 마비가 발생한다.

상대적으로 경추, 흉추는 외부 손상으로부터 신경을 더 잘 보호해야 하니 뼈 사이에 빈 공간이 없다. 허리의 자유로운 움직임을 위해 빈 공간이 생겼는데 황색인대가 이 부위를 잡아준다. 황색인대가 두꺼워지는 병이 척추협착증이다. 병원에서 척추 마취가 가능한 것도 뼈 사이 빈 공간이 있기 때문이다.

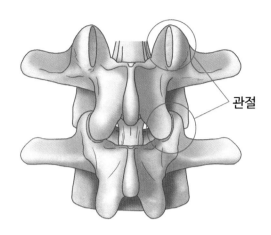

관절

요추는 관절면이 안과 밖으로 향해 있다. 허리를 숙이기 용이한 모양이다. 관절 크기도 가장 크고 단단하다. 뼈와 뼈 사이에 공간이 있는데 황색인대가 위아래 두 뼈를 연결한다. 안쪽에는 척추신경이 있다. 뒤쪽 척추뼈를 후궁이라 하는데 후궁 사이 공간으로 바늘을 넣을 수 있고, 허리디스크 수술도 이 공간으로 접근한다.

중요한 곳일수록 안전하게

우리 몸에서 중요한 곳은 보호가 잘 되어 있다. 털은 머리, 겨드랑이, 음부에 있는데 뇌와 팔로 가는 신경들, 생식기 등 중요한 곳을 덮고 있다. 더 중요한 곳은 뼈로 단단히 보호한다. 가장 중요한 뇌는 두개골로 완벽히 보호하고 척추뼈는 신경을 갑옷처럼 가리고 있어서 외부 충격으로부터 손상을 방지한다. 척추신경 중에서도 더 중요한 경추, 흉추 후궁에는 빈틈이 없고 그나마 덜 중요한 요추뼈 사이에 공간이 있는 것도 흥미롭다.

허리디스크
진단

1
허리디스크 검사

다리 들기 검사

허리디스크가 있으면 엉덩이, 다리가 저리고 세수하기, 양말 신기 등 허리를 구부리기 힘들다. 하지직거상 검사는 허리디스크가 있는지 알 수 있는 검사다. 누워 있는 환자의 다리를 쭉 편 상태에서 들어본다. 허리 통증과 다리 저림이 생기면 허리디스크 탈출증이다. 4-5번 요추나 5번 요추-1번 천추에 허리디스크가 많이 발생하는데 엉덩이, 허벅지, 종아리, 발 등이 아프다.

근육통, 무릎병과 감별법

엉덩이, 허벅지 근육통은 그 부위를 누르면 아픈데 디스크는 그렇지 않다. 근육통과 신경통의 차이다. 무릎 연골파열이나 퇴행성 관절염은 무릎을 구부리고 펼 때, 디딜 때 무릎에 통증이 생긴다. 반면 위에서 아래로 전기처럼 내려가는 저림 증상은 허리디스크에서 발생한다.

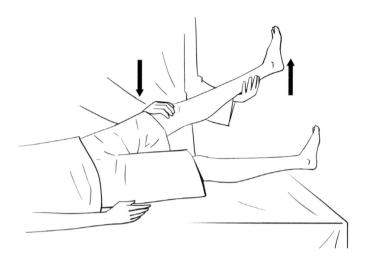

하지직거상 검사: 다리를 쭉 펴서 들어올리면 디스크성 통증이 유발된다. 허리, 엉덩이, 허벅지에 통증이 생긴다. 다리를 들어올린 상태에서 엄지발가락을 위로 당기면 통증이 더 심하게 나타난다.

엑스레이 X-ray

가격이 비싸지 않고 쉽게 할 수 있는 검사다. '디스크가 좁아졌다'는 것은 알 수 있지만 실제로 디스크가 튀어나왔는지, 신경압박이 있는지는 알 수 없다. 허리 엑스레이는 뼈의 정렬, 불안정성, 디스크의 높이를 확인하기 위해 촬영한다. 허리를 구부리고 펴서 엑스레이를 촬영하면 디스크의 안정성을 확인할 수 있다. 허리가 불안정하다면 인대성형술이나 척추유합술을 고려한다. 엑스레이로는 허리 상태에 대해 다 알 수 없기에 CT(씨티)나 MRI(엠알아이)를 찍어야 한다.

씨티 CT

뼈와 디스크를 볼 수 있는 검사다. CT는 MRI만큼 자세히 볼 수 없지만 비용 면에 있어서 상대적으로 저렴하다. CT로도 디스크를 확인할 수 있지만 작은 디스크 조각은 잘 안 보여 MRI를 추가 촬영해야 할 수도 있다. 방사선량 노출이 높다는 게 단점이다.

척추협착증과 황색인대골화증은 CT에서 잘 보인다. 척추 내시경은 딱딱하지 않은 디스크에서만 가능하기 때문에 MRI를 찍은 다음에도 CT를 학인해야 한다. MRI와 CT는 상호보완적인 검사다.

엠알아이 MRI

자기공명 영상이라고 하며 허리의 모든 병을 정확히 파악할 수 있다. 작은 디스크 조각, 신경종양도 확인할 수 있다. 방사선 피폭이 없으므로 몸에 해롭지 않은 반면 비용이 많이 든다. MRI도 기계별로 화질 차이가 있으며 촬영 시간은 30분 정도 걸린다. MRI 기계 안에 들어가는 것을 두려워하는 폐쇄공포증 환자의 경우 약한 수면 유도제를 투여하고 촬영한다.

엠알 마이엘로(신경조영술)

MRI 검사의 한 종류다. 척추협착증을 잘 보여준다. 신경 눌림이 여러 군데 있을 때 어느 부위가 심한지를 알 수 있다.

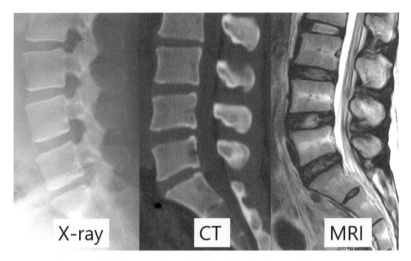

X-ray는 뼈, CT는 뼈와 디스크, MRI는 신경까지 다 볼 수 있는 검사다.

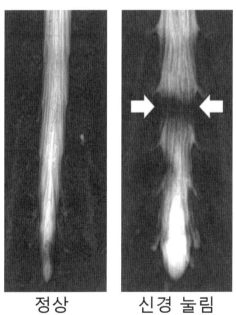

정상　　　　신경 눌림

엠알 마이엘로: 정상적으로 척수신경이 하얗게 보인다. 허리디스크에 의해 하얀 신경 중간이 까맣게(화살표) 눌려 있다. 마치 신경이 끊긴 것처럼 보인다.

2
디스크의 정체

디스크의 정체; 젤리, 찹쌀떡, 타이어?

디스크는 척추뼈 사이에 있어 움직임을 가능하게 하고 충격 흡수를 한다. 의사들이 환자에게 쉽게 설명하려고 디스크를 물렁뼈, 젤리 같다고 표현한다. 디스크 바깥쪽에는 '섬유륜'이 있고 안쪽에는 '수핵'이 있다. 이 두 구조물을 이해하기 쉽게 찹쌀떡과 비슷하다고 설명한다. 쫀쫀한 겉면이 찢어지면서 안의 앙금이 튀어나오는 게 추간판 탈출증을 설명하기에 적절하다. 타이어에 구멍이 나면서 바람이 빠지고 높이가 내려앉는 것도 괜찮은 비유다.

쉬운 설명을 위한 비유는 젤리, 찹쌀떡이지만 실제의 디스크는 이와 약간 다르다. 섬유륜은 섬유로 이루어진 원형 구조물이다. 앙금빵, 찹쌀떡처럼 부드럽지도 않다. 섬유륜은 고기의 떡심이나 돼지 껍데기 정도로 꽤 딱딱하다. 안의 수핵도 젤리나 앙금처럼 말랑하지 않고 도라지나 마와 같은 섬유질 성분이며 뽑아낸 디스크 조각은 마치 게살과 같은 감촉이다.

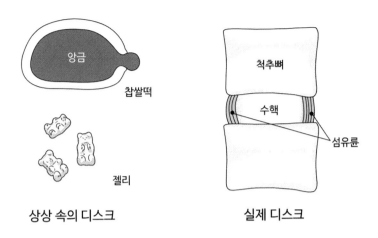

상상 속의 디스크　　　　　　실제 디스크

실제의 디스크는 찹쌀떡, 젤리같이 말랑하지 않다. 안쪽에 수핵이 있고 바깥쪽에 단단한 섬유륜이 있다. 섬유륜은 위아래 척추뼈를 잡아주는 인대 역할을 한다.

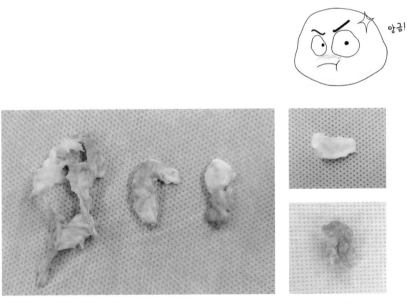

수술로 제거한 탈출된 디스크 조각들: 조각의 크기는 다양하고 여러 개일 수 있다.

디스크는 인대다

보통 디스크의 충격 흡수 기능만 부각시키지만 디스크는 뼈와 뼈를 잡는 인대 역할이 더 크다. 허리를 구부릴 때 유연하면서도 무한정 늘어나지 않게 잡아준다. 손가락 뼈마디 두 개가 인대로 이어져 있는 것과 비슷하다. 인대는 찢어질 수 있다.

숙이는 동작이 디스크를 유발한다

허리디스크에 압력이 많이 가해지면 복압이 상대적으로 올라간다. 디스크 앞쪽의 압력은 복압에 의해 상쇄되고 앞쪽 섬유륜은 잘 안 찢어진다. 디스크가 앞으로 돌출되어도 별 증상을 일으키지 않는다. 허리 숙이는 동작을 많이 하기 때문에 뒤쪽 섬유륜이 벌어지면서 찢어지게 된다. 디스크 파열은 대부분 허리를 숙이는 동작 시 발생하므로 허리를 숙인 자세에서 힘을 줄 때 주의해야 한다.

수핵이 튀어나오는 추간판 탈출증

허리를 구부리고 회전하면서 뼈가 벌어지고 섬유륜에 스트레스가 가해져 찢어지는 것이 디스크 질환이다. 섬유륜이 찢어진 부위로 디스크 조각인 '수핵'이 튀어나오면 신경을 눌러 다리가 저려온다.

허리디스크 = 추간판 탈출증

우리가 흔히 '허리디스크'라고 말하는 것은 '추간판 탈출증'의 줄임말이다. 척추뼈의 '추', 사이 '간', 디스크 '판'을 합하여 추간판이라 한다. 디스크는 정상 구조물이고 디스크 조각이 뒤로 돌출되어 신경을 압박하는 병적 상태를 간단히 '허리디스크'라고 부른다.

디스크는 두 척추뼈 사이에 위치하는데, 척추뼈들의 번호를 사용하여 구분한다. 예를 들면 4-5번 요추 디스크는 4번 요추, 5번 요추뼈 사이에 있는 디스크를 말한다. 요추는 5번까지 있고 그 아래 뼈를 '천추'라 한다. 5번 요추-1번 천추 디스크라고도 하고 5-6번 요추디스크라고도 한다. 허리디스크는 '4-5번 요추 디스크', '5번 요추-1번 천추 디스크'에 주로 발생한다. 두 디스크의 움직임이 많고 힘이 많이 가해지기 때문이다.

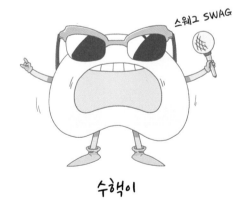

수핵이

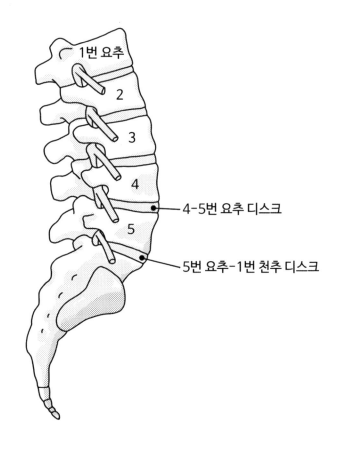

1번 요추

2

3

4

4-5번 요추 디스크

5

5번 요추-1번 천추 디스크

허리에는 5개의 요추뼈가 있으며 그 아래에 천추뼈가 있다. 그리고 각각의 척추뼈 사이에 디스크가 있다. 4번 요추뼈와 5번 요추뼈 사이의 디스크를 '4-5번 요추 디스크'라 부른다. 5번 요추-1번 천추를 간단히 5-6번 요추 디스크라고도 부른다.

디스크도 아픔을 느낀다

우리 몸 웬만한 곳에는 신경이 있다. 피부에는 작은 신경 다발들이 있어 감각과 통증을 느낀다. 섬유륜에는 동척수신경(sinuvertebral nerve)이 분포한다. 섬유륜이 찢어진 부위에 상처조직이 아물 때 동척수신경이 자라 들어가서 허리 통증을 유발한다. 디스크 때문에 허리를 숙이기 힘들거나 앉기 어려운 건 동척수신경 때문이다. 디스크가 찢어진 후 어떤 사람은 깨끗이 좋아지고, 또 어떤 사람은 계속 허리가 아파서 고생한다. 찢어진 부위에 상처조직과 동척수신경이 자라 들어가면 허리 통증으로 고생하게 된다.

동척수신경은 고유감각 또한 담당한다. 고유감각은 몸의 균형을 잡고 디스크가 과하게 벌어지려 하면 수축을 유도해 부상을 막는다. 축구선수들이 발목 인대 손상 후 하는 마지막 단계 재활 운동이 고유감각 회복 운동이다. 한 발로 서서 눈을 감고 휘청거릴 때 몸의 균형을 잡는 걸 생각하면 된다. 늘어날 곳을 이완시키고 수축되어야 할 근육에 힘이 가게 하여 인대의 부상을 막는다. 동척수신경도 허리를 구부리고 펼 때 고유감각으로 섬유륜의 손상을 막기 위한 정보를 제공한다.

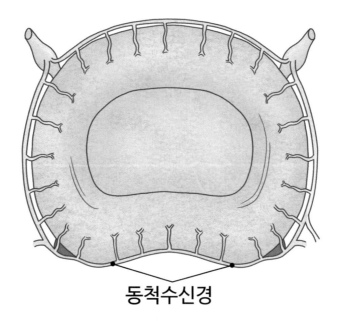

동척수신경

동척수신경: 디스크의 통증을 느끼고 고유감각을 담당한다. 섬유륜 파열이 일어나면 동척수신경이 자라 들어가 통증을 느끼게 한다. 동척수신경은 주변 근육을 이용하여 디스크의 부상도 막는다.

3
다양한 허리디스크 증상들

다리가 아픈데 허리디스크라고요?

다리가 저려서 온 환자에게 "허리디스크가 의심됩니다."라고 말했을 때 "허리는 안 아픈데요?"라는 대답을 자주 듣는다. 허리디스크는 신경이 눌리기 때문에 신경을 따라 엉덩이, 다리가 저리다. 다리 감각이 무뎌지거나 이상해지기도 한다. 허리를 숙일 때 디스크가 신경을 압박하기 때문에 허리를 숙이기 힘들어진다.

허리디스크 증상

영어로 디스크 증상을 표현하면 Radiating pain(저린 통증), Numb(무디다) 정도다. 환자들이 허리디스크 증상을 설명할 때 그 표현이 여러 가지여서 재밌다. 환자들이 이야기한 표현들을 한번 적어보았다. 그중 사투리도 있지만 표준말의 경우 또한 그 표현이 다양하여 문득 세종대왕님께서 한글을 정말 잘 만드셨구나 하는 생각이 들었다.

기능장애

앉아 있기 힘들다
앉았다 일어나기 힘들다
재채기/기침할 때 찌릿
허리 숙였다 펴기 힘들다
세수하기/머리 감기 힘들다
허리를 숙여서 걷는다
잘 때 허리를 펴지 못한다
부축, 부목이 필요하다
등받이에 기대야 한다
앉아서 잔다
돌아누울 때 힘들다
양말 신기 힘들다
발가락이 굳는다
주저앉을 것 같다
혼자 걸을 수 없다

통증

전기 흐르는 것 같다, 짝 내린다
짜릿하다, 쩌릿하다, 뻗친다
쑥쑥 쑤신다, 뜨끔하다
사이다 쏘듯이 아프다
절절하다, 시다, 시리다
쥐가 난다, 뭉친 것 같다, 당긴다, 뻣뻣하다
묵직하다, 뻐근하다
엉치가 쏟아진다, 빠진다, 내려앉는다
욱신거린다, 우리하다, 무겁다
허리, 엉덩이가 맞닿는다(맞친다)
허리가 끊어지는(무너지는) 것 같다
극심통, 뼈가 부서지는 느낌
몸이 틀어진다, 종아리에 바람 드는 느낌
쿡쿡(바늘로,칼로, 송곳으로) 찌른다
칼로 베는 느낌, 장딴지가 찢어진다
약은 임시방편, 약을 먹어도 차도가 없다
(뜨거운 물에 데인 듯) 화끈거린다
저려서 살 수 없다, 괴롭다
다리가 잘려 나가는 느낌
타들어간다, 불난다, 따갑다
고춧가루 뿌린 것 같다

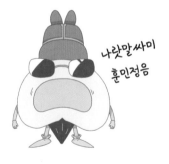

나랏말싸미
훈민정음

부위

엉덩이, 엉치, 꼬리뼈
회음부, 전립선, 항문
허벅지, 대퇴부
무릎, 오금, 다리
종아리, 장딴지까지
타고 내려온다

힘빠짐

발목/발가락이 안 움직인다
걸어갈 때 무릎이 접힌다
무릎을 못 올려 다리를 펴지 못한다
다리를 들지 못해 손으로 올린다
넘어질 것 같다, 뒤뚱거린다, 무너진다
마비감, 기운이 없다, 몸에 힘이 없다
다리가 가늘어졌다
대소변 장애

감각이상

내 살 같지 않다, 남의 살 같다
감각이 없다, 무디다, 둔하다
멍하다, 만져도 모른다
내 다리가 아닌 것 같다
신경이 예민하다, 화끈화끈, 후끈하다
뜨거운 물에 데인 듯 불이 난다
다리가 문드러진다
모래/자갈/구름 위를 걷는 것 같다
스펀지 밟는 느낌, 만지면 고무 같다
발바닥이 몽글거린다
서늘하다, 물 흐르는 느낌
벌레가 기어가는 것 같다

허리디스크 증상에 대한 다양한 표현들. 이외에도 맛깔나는 사투리 표현이 많다. '감각이상' 중 스펀지 밟는 느낌, 몽글거리는 느낌은 신경 손상이 많이 되었을 때 나타나는 증상인데 이런 경우 잘 회복되지 않는다. 회음부, 항문 부위가 아프면 병이 심각한 상태다.

허리 통증

허리 통증도 허리디스크의 증상 중 하나다. 주로 앉아 있거나 앉았다 일어날 때 허리가 아프다. 디스크 탈출이 아닌 섬유륜 파열만으로도 허리 통증이 생긴다. 섬유륜이 찢어진 부위에 동척수신경이 통증을 느끼게 한다. 허리를 삐끗했는데 2주 이상 통증이 지속된다면 단순 근육통이 아닌 섬유륜 파열도 의심해야 한다. 두 달 정도 지나면 섬유륜이 아물면서 통증도 좋아진다.

허리 통증의 원인은 다양하다. 섬유륜 파열, 근육 염좌 외에도 척추뼈의 퇴행성 관절염이 허리 통증을 일으킬 수 있다. 허리를 펴는 자세에서 관절끼리 부딪쳐 통증이 생긴다. 이를 '후관절증후군'이라고 한다.

마비

신경전달체계의 최상부는 뇌다. 뇌에서 척수신경으로 이어진 후 여러 작은 신경으로 분지된다. 식물의 뿌리에 여러 가지가 뻗어 나오는 모양과 같다. 각각의 신경들은 팔다리의 감각을 느끼고 움직이게 한다.

척추신경에는 감각신경과 운동신경이 있다. 약한 신경압박에 감각신경은 통증을 느끼고 압박이 심해지면 감각이 무뎌진다. 신경압박이 더 심해지면 운동신경까지 문제가 생겨 마비 증상이 나타난다.

걸을 때 다리에 힘이 없어서 무너지는 느낌이 들거나 넘어질 뻔하고 발목, 발가락을 위로 당기는 힘이 약해진다. 발목에 힘이 괜찮은지 확인하는 방법으로 까치발이나 뒤꿈치로 걷기가 있다.

마비가 심해지면 대소변 장애가 생긴다. 소변이 시원하게 나오지 않는다. 중년 남성에게서 흔한 전립선 비대증과 감별해야 한다. 여성은 변비가 많은데 변이 시원하게 안 나오는 것도 신경 마비 증상일 수 있다. 성기 반쪽이 얼얼해지기도 한다. 심한 신경압박의 경우에는 항문이 뻐근하면서 조절이 안 된다. 항문이 조여지지 않고 열려서 실수하는 일이 생긴다.

마비가 발생하면 수술로 디스크를 제거해야 한다. 손상된 신경은 회복이 안 되거나 느리게 회복된다. 신경압박을 하루라도 빨리 풀어야 신경이 돌아올 확률이 높아지고 후유증이 적다.

* 하지 마비의 여러 원인으로 뇌졸중, 뇌출혈, 뇌종양이 있고 목, 등에서의 신경압박(목디스크, 흉추디스크, 황색인대골화증, 후종인대골화증, 신경종양, 낭종), 근육-말초 신경병(파킨슨, 루게릭, 비골 신경 마비) 등이 있다. 다리 마비를 일으킬 수 있는 병들 중 허리디스크가 가장 흔하므로 허리 MRI를 먼저 확인한다.

척추분절

각 허리 신경별로 담당하는 피부 감각 부위 및 움직일 수 있는 근육이 정해져 있다. 요추 4-5번 간 디스크가 튀어나와 요추 5번 신경이 눌리면 종아리 바깥쪽으로 아프다. 디스크로 인한 하지 마비 중 흔한 족하수도 요추 4-5번 간 디스크에서 잘 발생한다. 족하수는 발목 올리는 힘이 떨어져 발이 처지는 상태다. 이를 영어로는 foot drop이라 한다.

척추분절을 알면 증상만으로 MRI 촬영 전 대략의 디스크 위치를 예상할 수 있다. 허벅지 앞이 저리고 아프면서 무릎 펴는 힘이 떨어진다면 요추 3번 신경의 눌림을 예상할 수 있다.

	감각이상, 저린 통증 부위 (피부분절)	운동신경 마비 부위 (근육분절)
요추 2번 신경	사타구니	고관절 굽히기
요추 3번 신경	허벅지 앞쪽	무릎 펴기
요추 4번 신경	정강이 안쪽	발목 위로 당기기
요추 5번 신경	엉덩이, 종아리 바깥쪽	엄지발가락 위로 당기기
천추 1번 신경	종아리 뒤쪽	까치발 들기

MRI를 찍었더니 여러 디스크가 안 좋을 수 있다. 이때는 피부분절을 고려해서 치료 부위를 정한다. 허리디스크 치료에서 MRI 소견이 전부는 아니다. MRI에서 디스크 탈출 부위와 증상이 맞는지 확인하고 치료한다. 치료도 몸에 부담이 덜 되는 쪽으로, 예를 들면 약, 운동, 주사 치료를 먼저 해보고 안 되면 수술까지 고려한다. 수술을 꼭 해야 하는 경우는 마비나 해결되지 않는 심한 통증이 있을 때다.

4
다양한 모양의 추간판 탈출증

디스크가 '탈출', '터졌다', '튀어나왔다'라는 말이 낯설 수 있다. '디스크가 위로 올라갔다', '아래로 흘렀다'는 말도 이해하기 어렵다. 다양한 디스크 모양에 대해 알아보자.

안쪽 디스크

디스크가 신경관 안쪽으로 튀어나와 신경을 압박한다. 가장 많이 볼 수 있는 디스크 탈출증이다.

극심통을 유발하는 바깥쪽 디스크(추간공디스크)

척추관에서 신경이 나가는 구멍을 '추간공'이라 한다. 바깥쪽으로 디스크가 새어 나오는 것을 '추간공 추간판 탈출증'이라 한다. '후근신경절'은 밖으로 나가는 신경이 도톰해지는 부위다. 통증에 예민한 곳인데 디스크에 의해 눌리면 많이 아프다. 절룩거리거나, 부축받으며 걷고 아예 걷지를 못해 구급차 침대에 누워서 병원으로 온다. 극심통으로 수술을 해야 하는 경우가 많다.

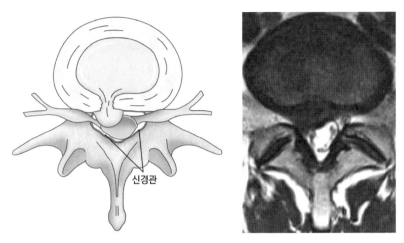

안쪽 디스크: 신경관(보라색 선)은 원래 신경이 있어야 할 곳을 뜻한다. 디스크 조각이 있으면 안 되는 '신경관' 안으로 디스크 조각이 밀고 들어와서 신경을 누른다. (오른쪽: MRI)

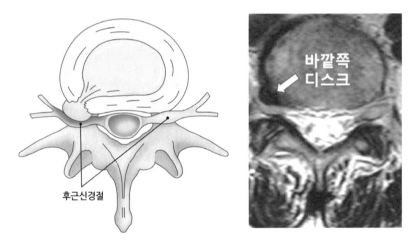

바깥쪽 디스크: 중앙에서 먼 바깥쪽으로 디스크가 튀어나온다. 신경이 도톰한 후근신경절은 통증을 잘 느끼는 부위인데 이곳이 압박되면 통증이 심하다.

흘러내린 디스크

'디스크가 아래로 흘렀다'라는 설명은 그림을 보면 이해가 쉽다. 디스크가 뒤로 튀어나와서 말 그대로 아래 방향으로 내려가 있다. 'ㄱ'자 모양 디스크라고도 한다.

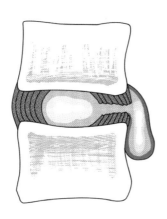 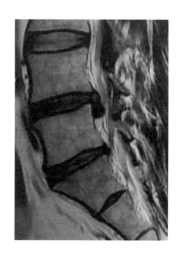

흘러내린 디스크: 척추를 옆에서 본 모습이다. 우측 MRI 사진에서 4-5번 요추 디스크가 튀어나와 아래로 흘러 있다.

터져서 올라간 디스크

디스크가 터져서 위쪽으로 올라간 모양이다.

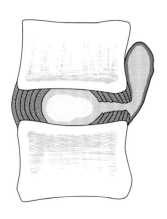

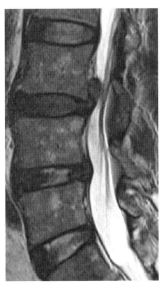

터져서 올라간 디스크: 수핵이 튀어나와 위쪽 방향으로 향한다. 우측 MRI 사진에서 3-4번 요추 디스크가 위로 올라가 있다.

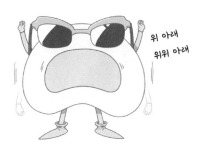

위 아래
위위 아래

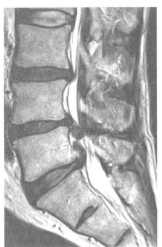

위아래로 동시에 터진 디스크: 4-5번 디스크는 아래로, 5-6번 디스크는 위로 흘러나와 있다.

마미증후군

터져 나온 디스크 파편의 크기가 크면 신경이 심하게 압박된다. 하지 마비는 물론이고 항문, 회음부 감각이상, 대소변 장애까지 오는 것을 '마미증후군'이라 부른다. 마비가 생기면 빨리 수술을 해야 한다.

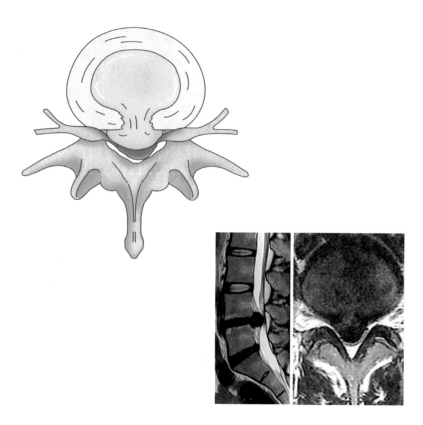

많이 튀어나온 디스크: 척추신경은 정상적으로는 보름달 같은 원형인데, 디스크에 의해 심하게 압박되면 초승달 모양이거나 아예 안 보이게 된다. 우측 마미증후군 MRI 사진들에서 4-5번 요추 디스크가 뒤로 많이 튀어나와 신경을 압박하고 있다. 제일 우측 사진에서 신경(노란색)이 디스크에 의해 눌려서 잘 보이지 않는다.

경막내 디스크

척수신경을 감싸고 있는 막을 '경막'이라 한다. 전선(신경)을 감싸는 막(경막)이 있다고 생각하면 된다. 경막을 찢고 척수신경 안쪽으로 들어가는 디스크도 간혹 볼 수 있다. MRI로도 경막내 디스크를 정확하게 알기 어렵다. 수술은 경막을 뒤에서 절개하고 신경 안을 확인하여 제거해야 한다.

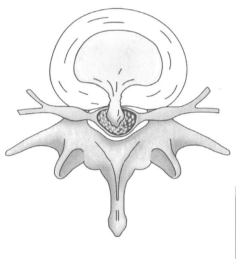

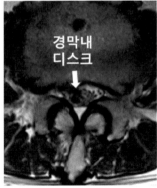

경막내 디스크: 디스크가 척추신경의 경막을 뚫고 들어가는 경우도 있다. MRI 사진에서 신경 안에 까맣게 보이는 것이 경막내 디스크다. 진단이 어렵고 수술 난이도가 높다.

디스크낭종

섬유륜이 찢어지고 튀어나온 디스크 부위에 물이 차서 물혹처럼 보인다. 일반적인 디스크와 마찬가지로 신경차단술을 먼저 해보고, 바늘로 낭종 크기를 줄이는 흡입 천자를 시도해볼 수 있다. 증상이 심하면 척추 내시경, 현미경 디스크 제거술로 치료한다.

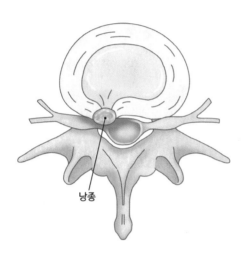

낭종

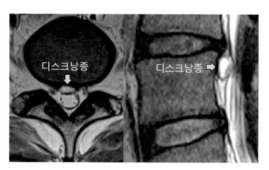

디스크낭종: 섬유륜 파열 부위에 물혹이 생기고 신경을 누른다.

딱딱하게 변한 경성 디스크

디스크가 튀어나오고 오래되면 딱딱해지기도 한다. 디스크가 석회화 되거나 뼈로 변하는 것이다. 섬유화 과정이 진행되고 신경 유착이 생긴다. 체질상 뼈가 잘 생기는 사람에게 잘 발생한다. 경성 디스크는 보통 증상이 없지만 신경을 심하게 누르면 치료가 필요하다. 딱딱한 디스크는 척추 내시경보다는 현미경 수술이 더 적절한 수술법이다.

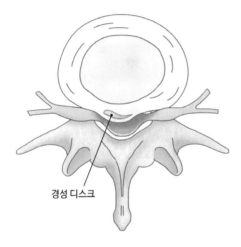

경성 디스크

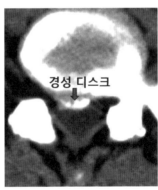

경성 디스크: 디스크는 말랑해야 하는데 섬유륜이 석회화되거나 골화되기도 한다. MRI로는 경성 디스크 여부를 알 수 없기에 척추 내시경 전 CT로 확인해야 한다. 골화가 있으면 척추 내시경보다는 현미경 수술을 하는 것이 좋다. (우측은 CT 사진)

5
자세와 허리디스크

자세별 허리디스크의 압력

허리에 가해지는 압력은 누워 있을 때 가장 적고 서 있을 때, 앉아 있을 때 순으로 높아진다. 허리가 아픈 사람은 운전 시간을 포함해서 앉아 있는 시간을 줄여야 한다. 앉아 있을 때도 허리에 부담이 덜 가도록 해야 한다. 예를 들면 올바른 전만 자세를 취하거나 중간에 일어나 스트레칭을 한다. 사무실에서는 서서 작업할 수 있는 스탠딩 책상을 두는 것도 좋다. 나는 책이나 잡지를 주로 서서 본다. 보다가 다리가 아프면 잠시 앉았다 다시 일어나서 본다. 앉는 것보다는 서는 것이, 서는 것보다는 눕는 게 허리에 부담이 덜 된다. 의자를 뒤로 기울여서 등을 기대어 허리의 부담을 줄일 수 있다. 등을 뒤로 기대면 눕는 것과 비슷한 효과를 얻을 수 있다.

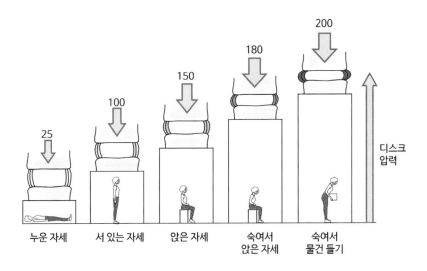

25	100	150	180	200	디스크 압력
누운 자세	서 있는 자세	앉은 자세	숙여서 앉은 자세	숙여서 물건 들기	

서 있을 때 허리에 가해지는 압력이 100이면 누울 때 압력은 25로 적다. 앉는 자세에서 압력이 150으로 높아지는데 허리를 구부정하게 앉으면 압력은 더 높아진다. 숙여서 물건 들때 허리에 부담이 제일 많이 간다. (Nachemson 연구 참조)

앉았다 일어나면 아파서 바로 움직일 수 없는데 조금 걷고 나면 좋아져요

위와 같이 말하는 환자들이 많다. 운전하거나 오래 앉아 있다가 일어났을 때 허리가 아파서 바로 움직이질 못한다. 아침에 자고 일어날 때도 불편하다고 한다. 걷고 활동하다 보면 증상이 좋아진다.

한 자세로 오래 있는 것이 관절, 디스크, 근육에 통증을 일으킨다. 오래 앉기는 허리에 무리를 준다. 디스크에 가해지는 압력은 앉아 있는 자세가 서 있는 자세보다 높다.

앉는 자세는 고관절이 90도로 구부러져서 척추의 후만이 심해진다. 후만은 디스크 앞쪽의 압력을 높이고 허리근육이 늘어나게 한다. 한 시간 동안 자세 변화 없이 앉아 있으면 허리근육을 한 시간 동안 늘이고 있는 것과 같다. 당연히 근육통이 생길 것이다. 근육통은 활동을 하면 좋아진다. 서서 걸으면 통증이 줄어드는 것은 서 있는 자세가 이상적인 요추 전만을 만들어 허리에 부담을 덜 주기 때문이다. 앉아 있을 때는 체중이 엉덩이, 허리로 바로 가해지는 데 반해 서 있으면 허리의 부담이 허벅지, 종아리, 발로 나눠진다.

재채기할 때 허리가 아파요

재채기를 세게 할 때 디스크가 터지기도 한다. 복압 및 디스크의 압력이 높아지고 허리를 갑작스럽게 숙이면서 디스크가 손상된다. 디스크 환자들은 재채기를 할 때 아파서 조심하게 된다. 재채기는 경련성 반사 반응으로 참을 수도, 복압을 줄일 수도 없기에 난감하다. 우리나라는 '에취', 서양에서는 '아추'라고 하는데 '취~추'라고 하면서 허리가 숙여진다.

재채기로 인한 디스크나 통증을 예방하려면 갑작스럽게 허리가 숙여지지 않도록 한다. 양손으로 뒷짐을 져 허리를 받치고 배를 내밀어 전만을 만들면서 재채기를 한다. 매번 이렇게 하기 쉽지 않지만 그나마 디스크 압력을 줄일 수 있다. 재채기할 때 가급적 몸을 크게 움직이지 않도록 한다.

앉아서 양말 신기 힘들어요

심한 허리디스크 환자는 일상생활 중 양말 신기가 힘들다. 양말을 신는 동작은 허리가 숙여지는 동작으로 디스크에 압력이 높아지고 통증을 일으킨다. 앉아서 양말을 신기 힘들다면 누워서 양말을 신어보자. 훨씬 수월할 것이다. 세수하는 것도 허리를 숙이는 동작인데 디스크로 아프다면 번거롭더라도 샤워하면서 세수하는 방법을 택할 수 있다. 이처럼 허리디스크 환자는 숙이는 동작이 통증도 유발하고 디스크도 악화시키므로 가급적 피해야 한다.

서서 걷는 것이 힘든데요?

허리디스크가 있으면 보통 앉는 자세보다 서 있는 자세가 편하다고 한다. 하지만 허리디스크 파열 모양, 크기, 위치에 따라 환자마다 증상이 다르다. 터져 나온 디스크 조각이 크다면 어떤 자세를 취해도 불편하다. 척추관 바깥쪽으로 터지는 추간공디스크는 허리를 편 자세에서도 불편하다.

척추협착증은 디스크와 반대로 앉을 때 편하고 서 있을 때 불편하다. 서서 걸으면 엉덩이, 종아리로 터질 것 같은 증상이 생긴다.

척추는 앞에는 디스크, 뒤에는 후관절로 이루어져 있다. 서 있거나 허리를 뒤로 펴는 스트레칭을 할 때 허리 통증이 있으면 후관절증후군일 수 있다. 후관절의 관절염이 허리 통증을 일으킨다.

허리
운동법

1
평상시 관리법

허리디스크가 안 좋아질까봐 걱정된다면 일상생활 중 갑자기 움직이지 않도록 한다. 미끄러지거나 허리를 삐끗해서 다칠 수 있다. 항상 여유 있게 천천히 움직이는 것이 좋다. 급히 일어나거나 서두르다가 다른 관절, 근육에도 무리가 갈 수 있다. 물건을 들 때도 허리를 자주 다친다.

물건 들기

허리를 숙이고 구부리는 동작은 허리디스크에 안 좋다. 특히 멀리 떨어진 무거운 물건을 들 때 허리에 무리가 많이 간다. 중심에서 멀리 떨어질수록 중심(허리)에 스트레스가 많이 가해진다. 허리에 무리를 덜 주면서 물건 드는 방법을 배워보자. 물건 가까이 쪼그려 앉아 물건을 몸으로 당겨 안는다. 허리를 편 상태를 유지하면서 무릎 힘으로 일어난다. 이렇게 하면 허리가 숙여지지도 않고 중심에서 거리도 짧아진다.

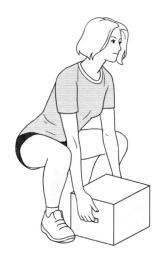

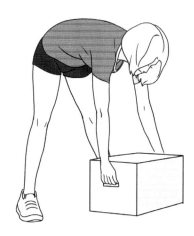

- 물건 드는 올바른 법(좌측 그림): 물건 가까이에서 다리와 무릎을 벌리고 앉는다. 허리를 펴고 전만을 유지한 상태에서 물건을 잡고 무릎 힘으로 일어난다. 물건을 내려놓을 때도 마찬가지로 허리를 편 상태에서 무릎을 구부려 땅에 내려놓는다.
- 물건 드는 잘못된 법(우측 그림): 허리를 숙여서 허리 힘으로 들면 디스크, 허리근육에 무리가 많이 간다.

가벼운 물건을 들 때는 어떻게 할까? 멀리 떨어져 있는 가벼운 물건을 굳이 몸 가까이 당겨올 필요는 없다. 앞에서 배운 쪼그려 앉는 자세는 무릎이 아프면 힘들 수 있다. 이럴 때는 골프선수들이 공을 집듯이 허리를 편 상태를 유지하면서 몸을 숙인다. 한쪽 다리를 뒤로 들면서 팔로 물건을 집어 올린다.

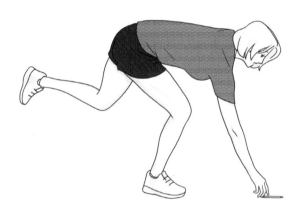

가벼운 물건 들기: 허리를 편 상태로 한쪽 다리를 뒤로 뻗는다. 허리가 숙여지지 않으므로 허리에 무리가 덜 간다.

매번 이렇게 하기 번거롭다면 무릎을 구부리고 양발 뒤꿈치를 살짝 들면서 물건을 집는다. 허리의 전만은 항상 유지한다. 바닥이 아니라 의자 높이의 물건을 집을 때는 이 방법이 좋다. 허리의 후만, 숙이는 자세가 디스크를 악화시킨다.

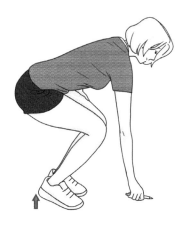

평상시 물건 집기: 땅바닥이 아닌 무릎 정도 위치의 물건도 허리 전만을 유지하면서 골반을 숙여 집는다. 바닥의 물건을 집을 때는 무릎을 구부리거나 양발 뒤꿈치를 살짝 들어주면 허리 전만을 유지할 수 있다.

체중 감량

체중이 줄면 디스크에 가해지는 압력도 줄어든다. 체중 감량을 위해 음식 섭취를 적게 하고 유산소 운동을 해야 한다. 허리에 좋은 유산소 운동으로 걷기, 실내/실외 자전거가 있다.

식단 조절

살찌는 음식으로 고기, 지방을 생각하겠지만 사실은 탄수화물이 체중을 불리는 주 영양소다. 탄수화물로 된 대표적인 음식들이 밥, 빵, 면이다. 밥, 빵, 면을 아예 안 먹을 수는 없고 가능한 한 양을 줄여야 한다. 밥을 줄인 만큼 고기와 채소를 많이 먹는다.

고기는 열량이 많고 포만감도 오래가서 탄수화물을 줄이는 데 도움이 된다. 지방이 적은 살코기가 좋다. 다크 초콜릿도 허기를 줄인다. 식사를 적은 양으로 여러 번 하는 것도 괜찮다. 허기가 져서 폭식하지 않도록 식사 중간에 호두 같은 견과류를 간식으로 먹는다.

가장 안 좋은 탄수화물은 설탕이다. 케이크, 사탕, 심지어 과일도 설탕이 많으니 섭취를 줄여야 한다. 그중에서도 설탕물이 가장 해롭다. 주스, 비타민 음료, 시럽 넣은 커피는 몸에 쉽게 흡수되어 혈당을 올린다. 과일은 비타민, 섬유질 보충을 위해 밤보단 아침에 먹는다. 저녁을 많이 먹었다면 걸어서 혈당을 줄여야 한다. 혈당이 높은 채로 잠들면 체중도 늘고 당뇨병 같은 성인병에 걸릴 수 있다.

2
허리디스크 운동법

디스크는 체중 부하 관절이다. 체중으로 인한 스트레스가 허리에 가해지면서 디스크가 손상된다. 허리근육이 발달하면 디스크에 가해지는 압력을 줄이고 충격을 흡수한다. 허리디스크의 예방, 관리, 재활을 위해 운동은 필수다. 적절한 스트레칭과 근력운동으로 디스크를 예방하고 고칠 수 있다.

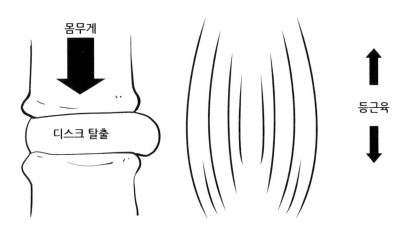

등근육이 발달하면 디스크에 가해지는 충격을 줄일 수 있다.

여러 운동법이 있는데 누구는 효과를 보고 어떤 사람은 더 아파하기도 한다. 각자에게 적절한 운동을 해야 한다. 이 장에서는 우선 허리 스트레칭에 대해 소개하겠다.

허리 스트레칭

운동을 시작하기 전 스트레칭은 부상을 예방한다. 스트레칭의 효과는 디스크, 인대, 관절막, 근육을 늘여 다치지 않게 하며 통증을 줄인다. 30분 정도 걷기와 스트레칭은 몸을 예열시킨다. 스트레칭은 매일 해야 한다. 관절, 근육은 기계와 같아서 매일 기름칠하고 관리를 잘해줘야 오래 쓸 수 있다. 스트레칭은 가능한 범위까지 부드럽게 지그시 늘여주는 게 중요하다. 어떤 분들은 스트레칭을 작은 동작으로 빨리 반복하거나, 큰 동작을 갑작스레 하기도 하는데 이는 근육, 인대, 디스크 손상을 일으킬 수 있다.

• 무릎 꿇고 엎드리기

고양이가 하는 스트레칭을 닮았다. 아침에 일어날 때 침대나 요에서 하기 좋다. 무릎을 꿇고 절하는 것처럼 엎드린다. 가슴과 얼굴을 바닥에 대면서 양손을 앞으로 최대한 뻗는다. 손가락으로 바닥을 당기거나 팔을 더 앞으로 뻗어서 몸을 늘린다.

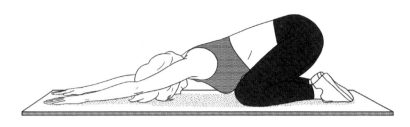

무릎 꿇고 엎드리기: 무릎 꿇고 팔을 최대한 앞으로 뻗는다. 엉덩이가 살짝 들려도 된다. 허리를 전만으로 만들면서 팔꿈치가 바닥에 닿도록 한다.

• 물고기 꼬리 흔들기

허리를 삐었거나 허리 운동 전 근육을 이완시키기 좋은 스트레칭이다. 매트에 엎드려서 무릎을 대고 두 발을 살짝 든다. 물고기가 꼬리 흔드는 것처럼 두 발을 양옆으로 움직인다. 부드러운 리듬으로 허리를 양옆으로 움직이며 허리근육을 이완시키는 데 집중한다. 무릎이 아플 수 있으니 매트를 사용한다.

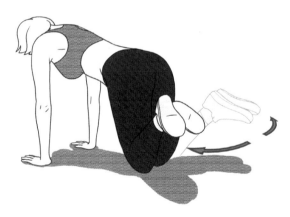

물고기 꼬리 흔들기: 무릎 꿇고 엎드린 자세에서 양발을 든다. 물고기가 꼬리를 흔들듯이 양옆으로 10회 정도 발을 움직인다. 허리근육에 힘을 빼고 긴장을 완화시키는 데 집중한다.

3
허리가 안 좋은 사람을 위한 운동법

허리디스크의 주증상은 엉덩이, 다리 저림이다. 허리를 숙일 때, 앉아 있을 때 힘들다. 심하면 걷지도 못하고 서 있기도 힘들다. 치료로는 소염제, 신경차단술이 있다. 허리 보호대를 착용하고 안정을 취하는 것도 좋다. 너무 아프다면 입원해서 근이완제 수액 주사를 맞는다. 마약성 진통제, 파스도 사용할 수 있다. 1~2주 정도 안정을 취하면 움직일 만할 것이다. 심한 통증이 좋아지면 가벼운 운동을 시작한다. 허리 운동으로 디스크 저림 증상을 좋아지게 하고, 증상이 재발하지 않도록 할 수 있다. 허리디스크 발병 후 할 수 있는 운동으로 걷기, 맥켄지 운동 등이 있다. 유산소 운동과 식단 조절을 통해 체중을 줄인다.

운동으로 다리 저림이 좋아진다; 중심화(centralization)
허리근육이 발달하면 허리에 전해지는 충격을 흡수한다. 디스크 높이를 유지하면서 퇴행성 변화도 막을 수 있다. 엉덩이-허벅지-종아리-발로 전기 흐르듯 저리는 증상을 방사통이라 한다.

허리 운동 후 말초 부위(발, 종아리)의 방사통이 줄어드는 것은 좋은 현상이다. 종아리 저림이 좋아지고 엉덩이나 허리 통증만 남는 것은 디스크가 신경을 덜 자극하는 쪽으로 좋아지고 있다는 뜻이다. 통증이 몸의 중심으로 움직이는 것을 '중심화'라 한다. 반대로 저림 증상이 지속되거나 더 나빠지는 '말초화'는 디스크 치료가 잘 안 되고 있다는 뜻이다.

1) 맥켄지 운동

맥켄지 운동은 허리를 펴는 신전 운동으로, 펴는 동작을 '신전'이라 한다. 앞에서 이야기했듯이 우리 몸은 자연스레 숙여지고 구부러진다. 중력, 흉추의 후만으로 숙여지는데 허리의 전만과 근육 힘으로 몸을 세우고 버티는 것이다. 나이 드는 것은 구부러짐과의 싸움이다. 일상생활 중 숙인 자세가 편하고 막상 펴는 동작은 거의 하지 않는다. 의자에 앉을 때도 구부정한 자세를 취할 때가 많다. 허리는 펴줘야 한다. 왜 맥켄지 운동이 허리에 좋은지 살펴보자.

맥켄지 운동의 효과

후만 자세에서 디스크 앞쪽 압력이 높아진다. 구부정하게 앉아 있는 자세가 가장 안 좋다. 반복적으로 허리를 구부리는 동작이 디스크의 뒤쪽 섬유륜을 벌려 찢어지게 한다. 섬유륜이 찢어지고 수핵이 뒤로 밀려 나온다.

맥켄지 운동의 또 다른 효과로는 신경의 긴장 완화가 있다. 허리를 숙이면 신경이 당기고 허리를 펴면 척추신경이 편해진다. 허리디스크 환자는 허리를 펼 때 다리 저림이 좋아진다.

맥켄지 운동은 디스크 질환을 예방하고, 디스크 환자가 하기에 적당한 운동이다. 디스크 환자는 숙이는 동작을 하면 허리 통증이 심해지고 다리가 더 저려온다. 허리를 펴는 신전 운동을 해야 한다. 수술하고 한 달 이내에 허리를 숙이는 동작은 디스크 재발 가능성을 높이므로 하지 않아야 한다.

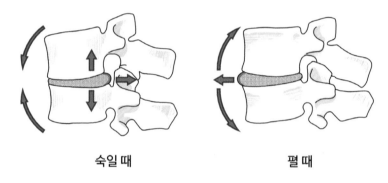

숙일 때   **펼 때**

허리를 숙이는 동작은 디스크 뒤쪽을 약하게 하고 수핵 또한 뒤로 밀려 나온다. 디스크는 뒤로 튀어나와서 신경을 누르는 병이다. 디스크는 앞으로 튀어나오지 않는다. 허리를 펴는 동작은 디스크 뒤쪽의 압력을 줄이고 수핵을 앞으로 향하게 한다. 디스크가 들어가는 효과를 볼 수 있다.

* 척추협착증이 있을 때는 허리를 펴는 동작이 안 좋을 수 있다. 척추협착증 환자는 허리를 펼 때 신경이 눌려 다리 저림이 생길 수 있다.

엎드려서 하는 맥켄지 운동

처음에는 엎드려서 하는 맥켄지 운동부터 시작한다. 근육을 이완하는 법부터 익숙해져야 한다. 매트나 바닥에 엎드려 눕는다. 고개를 옆으로 하여 심호흡을 느리게 한다. 내쉬는 숨을 최대한 길게 하면 들숨도 길어진다. 폐를 천천히 팽창시키면서 몸의 근육을 이완시킨다.

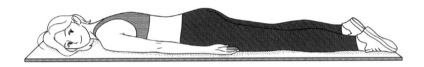

맥켄지 운동 시작 자세: 엎드려 누워 고개를 옆으로 한다. 손등과 발등이 바닥에 닿도록 한다. 긴장을 풀고 호흡을 천천히 최대한 길게 한다. 내 몸에 집중하며 긴장을 푼다.

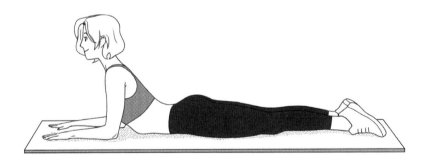

맥켄지 운동 1차 자세: 팔꿈치를 대고 몸을 세워 앞을 본다. 가능하다면 이 자세를 3분 정도 유지한다. 힘을 주어 등, 허리를 더 펴본다. 팔꿈치 맥켄지 운동을 해도 크게 힘들지 않다면 최종 자세를 시도한다.

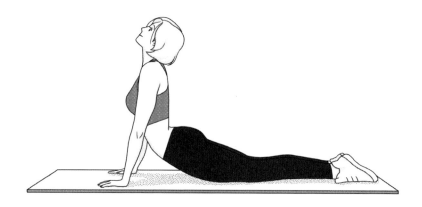

맥켄지 운동 최종 자세: 양손을 어깨 앞에 위치시키고 바닥을 받치면서 몸을 세운다. 팔꿈치를 펴면서 고개를 들어올린다. 배, 목 앞은 늘이는 느낌으로, 허리근육을 수축시켜 뻐근함을 느낀다. 5초 정도 유지하고 원래 자세로 돌아온다. 이를 10회 정도 반복한다.

맥켄지 운동을 하면서 허리 통증이나 다리 저림이 나타나면 운동을 멈춰야 한다. 통증이 없는 정도까지만 허리를 편다. 무리가 되지 않는 선에서 운동을 자주 해주고 점차적으로 각도를 높인다. 운동은 정기적으로 꾸준히 해야 효과가 있다.

서서 하는 맥켄지 운동

엎드려서 하는 맥켄지 운동이 효과가 더 좋지만 서서 하는 맥켄지 운동은 일상생활 중 자주 할 수 있다는 게 장점이다. 하늘은 스스로 돕는 자를 돕는다. 고개를 들어 하늘을 보자.

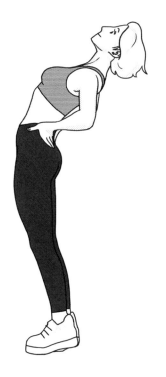

서서 하는 맥켄지 운동: 두 발을 벌리고 선다. 양쪽 손바닥으로 엉덩이가 아닌 허리를 받친다. 골반을 앞으로 밀면서 허리를 편다. 발뒤꿈치를 살짝 들면 배를 더 앞으로 밀 수 있다. 손으로 허리를 지지하면서 고개를 뒤로 젖혀 하늘을 본다. 5초간 유지하고 원래 자세로 돌아온다.

앉아서 하는 맥켄지 운동

앉아 있을 때 허리가 불편한 경우가 많다. 앉는 자세, 특히 숙여서 앉는 자세가 허리에 힘이 많이 가해지도록 만든다. 너무 오래 앉아 있지 말고 중간중간 일어서는 것이 좋다. 올바른 자세로 앉는 것이 중요하며 앉아서도 맥켄지 운동을 할 수 있다.

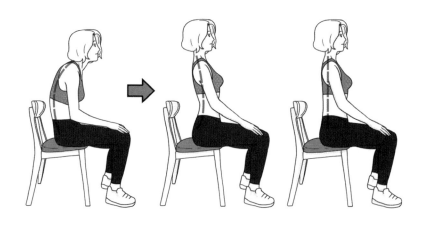

앉아서 하는 맥켄지 운동: 의자에 자연스럽게 앉는다. 허리를 뒤로 최대한 펴서 전만을 만들고 2초 정도 유지했다가 원래 자세로 돌아온다. 이를 10회 반복한다. 최대한 편 자세에서 힘을 조금만 빼면 허리가 일자로 되는 가장 좋은 앉는 자세가 된다.

• 이 운동은 절대 하지 마세요?

맥켄지 이론에 따르면 허리는 절대 숙이면 안 될 것 같다. 허리를 평생 숙이지 않고 살 수는 없지 않은가? 허리를 구부리는 스트레칭은 안 좋을까? 스트레칭은 굳어 있는 관절과 근육을 모든 방향으로 늘여주어 통증을 줄이고 부상을 예방한다. 디스크 질환이 없는 사람은 구부리는 스트레칭을 해도 문제가 없다. 굳은 관절과 근육을 늘이는 스트레칭을 해주는 게 좋다. 척추협착증, 강직성 척추염, 허리 근육통이 있는 경우에도 허리를 숙이는 스트레칭이 좋다. 다만 디스크 환자는 반복적으로 숙이는 운동과 스트레칭을 하지 않는 것이 좋다.

맥켄지 운동은 분명 좋은 운동이다. 우리가 보통 허리를 펴는 동작을 안 하니 펴는 운동을 자주 해주는 게 좋다고 이해하면 된다. 어떤 운동은 절대 하면 안 된다고, 예를 들어 "허리를 숙이는 운동은 절대 안 된다"라며 획일적으로 말하는 전문가도 있다. 세상에 나쁜 스트레칭, 나쁜 운동은 없다. 본인에게 맞는 운동법과 스트레칭을 상황에 맞추어 하면 된다.

노트북 신전 운동

독자분들은 이전부터 맥켄지 운동을 하고 있었을 수 있다. 엎드려서 하는 맥켄지 운동을 즐겁게 하려면 노트북으로 영상을 보자. 가슴 아래에 큰 베개, 작은 베개를 받쳐서 편안하게 허리가 신전되도록 한다. 팔꿈치를 바닥에 받쳐도 되고 팔을 앞으로 모아 베개 위에 올려도 된다. 태블릿, 스마트폰도 볼 수 있다. 다만 너무 오랫동안 이 자세를 취하면 어깨나 목 통증이 생길 수 있다.

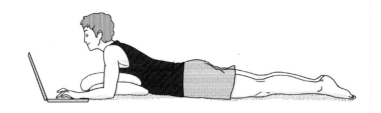

2) 견인 치료

견인은 허리를 당기는 치료다. 견인은 디스크가 체중에 의해 눌리면서 뒤로 밀려 나오고, 추간공이 좁아지는 것을 막는다. 디스크를 타이어나 튜브라고 생각해보자. 위에서 누를 때 뒤로 불룩해지고 견인하면 다시 원상복구될 것이다. 흔히 하는 '거꾸리'는 목 부상, 뇌압, 안압의 상승으로 추천하지 않는다.

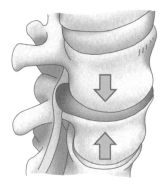

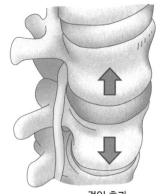

디스크가 체중에 눌림   견인 효과

병원에서는 몸통을 잡아주는 견인치료기를 쓴다. 골반과 가슴을 잡고 위아래로 당겨준다. 물리치료사가 도수 치료를 하면서 당겨 주는 견인치료법도 있다. 혼자 하는 견인 방법은 자주 할 수 있으므로 매우 유용하다. 허리디스크로 통증이 심할 때 장소, 시간에 구애 받지 않고 할 수 있다.

거꾸리의 위험성

거꾸리 기구는 공원이나 헬스장에 있다. 발을 고정한 다음 거꾸로 누워 체중으로 견인 효과를 얻는다. 쉽게 볼 수 있는 운동기구지만 생각보다 위험하다. 우선 머리가 내려가면서 혈압이 높아지기에 뇌출혈이나 눈의 압력이 높아질 수 있다. 다른 생각을 하다가 발에 힘이 풀리거나 기계 문제로 고정이 풀어져 머리로 떨어지게 되면 큰일난다. 목뼈 골절로 사지 마비가 된 환자도 두 명이나 봤다.

자가 견인법

자가 견인법으로 철봉에 매달리기가 있다. 거꾸리도 많이들 하는데 떨어지면 위험할 수 있으니 주의해야 한다. 견인되는 부위에 있어서도 거꾸리는 발목, 무릎, 고관절의 간격이 많이 늘어나고 허리가 상대적으로 덜 늘어난다는 것이 단점이다. 철봉 매달리기도 어깨, 팔꿈치 관절 간격이 더 늘어난다. 허리만 선택적으로 견인하고자 한다면 다음의 방법들이 효과적이다.

• **책상 견인**

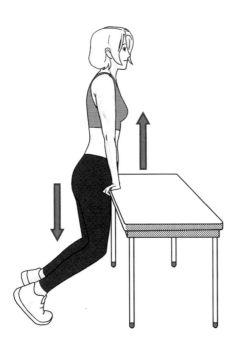

책상 견인: 책상, 싱크대, 식탁, 탁자 등에 양손을 받친다. 팔 힘으로 버티면서 무릎을 구부린다. 엉덩이, 다리 무게로 허리가 늘어나게 한다. 팔, 어깨에는 힘을 많이 주면서 등, 허리, 허벅지에는 힘을 뺀다. 5초 정도 매달린다. 철봉에 매달릴 때도 이와 같은 다리 모양을 하면 된다.

• 의자 견인

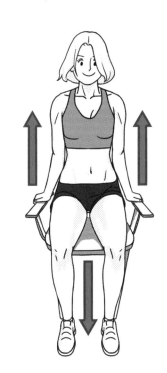

의자 견인: 팔걸이가 있는 의자가 필요하다. 엉덩이가 의자에서 뜰 수 있도록 양손으로 의자 팔걸이 부분을 받친다. 허리, 골반의 힘을 최대한 빼고 자세를 유지한다.

• 의자에 발 올리고 견인

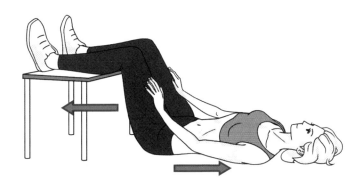

의자에 발 올리고 견인: 바닥에 누워 의자에 다리를 올린다. 양손으로 허벅지를 지그시 민다. 허리가 당겨지는 느낌을 받는다.

• 봉 견인

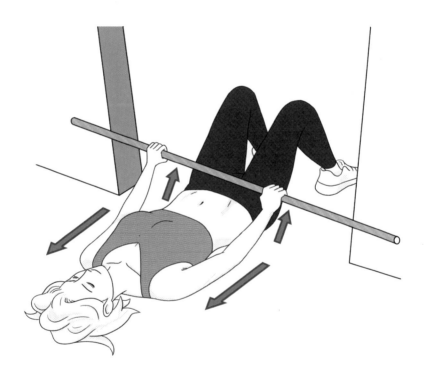

봉 견인: 무릎을 구부리고 문에 걸쳐서 눕는다. 문 옆에 봉을 걸치고 양손으로 민다. 엉덩이, 하지의 지면 마찰에 의해 허리 척추뼈가 벌어지는 느낌이 견인이다.

3) 허리디스크 환자의 코어 운동

코어근육은 우리 몸의 중심 근육이다. 몸통을 지지하는 심부 근육으로 허리근육, 복근, 골반근육이 여기에 해당한다. 코어근육은 몸통 갑옷이다. 몸 안에 허리 보호대를 차는 것과 같은 효과다. 코어근육을 단련함으로써 몸을 바로 세우고 디스크 질환을 예방할 수 있다.

허리가 숙여지는 복근 운동은 허리디스크 환자에게 무리가 될 수 있다. 디스크 환자나 디스크 수술 후 코어 운동은 허리가 구부러지는 동작이 없는 운동이어야 한다. 이런 코어 운동도 1~2주 정도 안정을 취하고 디스크로 인한 급성 통증이 가라앉은 다음 하는 것이 좋다.

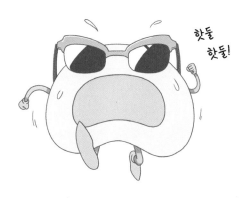

브릿지Bridge

허리 아픈 사람이 할 수 있는 가장 효과적인 코어 운동이다. 건너가는 다리 모양이라 해서 브릿지 운동이라 한다. 바닥에 등을 대고 눕는다. 양팔을 적당히 벌리고 손바닥을 바닥에 댄다. 발을 엉덩이 쪽으로 당겨 무릎을 세운다. 골반을 들어올려 허리를 펴준다. 허벅지, 몸통이 일자가 되도록 유지한다. 올라간 상태에서 2초간 버티고 다시 원래 자세로 돌아온다. 허리가 구부러지거나 틀어지지 않기 때문에 디스크에 무리가 가지 않는다. 복근과 허리근육을 단련할 수 있다.

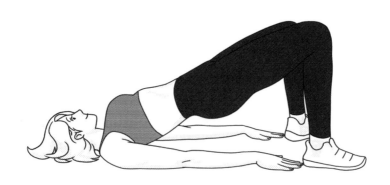

브릿지: 바닥에 누워 무릎을 세운다. 양팔을 벌리고 손바닥을 바닥에 댄다. 엉덩이를 올리면서 허리를 펴준다. 2초 버티고 내려온다. 이를 8~10회 반복한다.

양반다리 브릿지

일반 브릿지 운동이 너무 쉽다면 자극을 더 줄 수 있는 양반다리 브릿지 운동을 한다. 브릿지와 같은 자세에서 한쪽 다리를 양반다리로 반대쪽 무릎에 걸친다. 한 발로 지지하면서 골반을 들어올리고 2초 버틴다. 다시 원래 자세로 돌아온다. 일반 브릿지보다 배와 등에 더 자극이 오는 것을 느낄 수 있다.

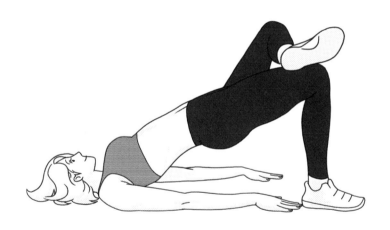

양반다리 브릿지: 바닥에 누워 무릎을 세운다. 한쪽 다리를 반대쪽 무릎 위에 올려 양반다리 자세를 취한다. 골반을 들어올려서 허리를 편다. 2초간 버티고 내려온다. 일반 브릿지 운동보다 힘들지만 근육에 자극을 더 준다.

플랭크Plank

바닥에 엎드려 눕는다. 팔꿈치와 팔을 어깨 앞 바닥에 댄다. 발가락을 이용해 몸을 든다. 엉덩이가 위로 올라가지 않고 허리, 엉덩이, 다리가 일자가 되도록 한다. 복근 코어근육을 키우는 데 좋은 운동이다. 노래 한 곡 정도 들을 시간인 3분 정도 버티면 근력이 괜찮은 편이다. 허리 관절이 숙여짐이 없으니 디스크 환자가 하는 데 무리가 없다. 대표적인 등척성 운동이다.

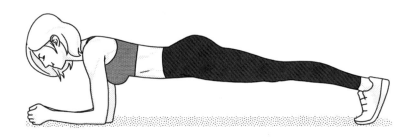

플랭크: 전완부, 팔꿈치, 발끝으로 몸을 세워 버틴다. 몸통, 허리, 엉덩이, 다리가 일자가 되도록 유지한다. 복근 및 전신 근육에 자극이 많이 간다. 엉덩이가 위로 올라가면 안 된다. 3분 정도 버틸 수 있도록 연습한다.

4
허리를 건강하게 하는 운동법

허리가 아프지 않고 다리 저림이 없더라도 허리 운동을 해야 한다. 운동은 허리뿐 아니라 모든 관절, 심장, 성인 질환 예방에 도움이 된다. 건강은 잃은 다음 고치려면 더 많은 노력과 비용이 든다. 고친다 해도 원래만큼 좋아지지도 않는다. 건강한 사람도 허리디스크 예방을 위해 운동을 해야 한다. 치료보다 예방이 현명한 선택이다.

1) 걷기, 최고의 허리 운동

앞에서 여러 가지 운동법을 소개했지만 허리에 가장 좋은 운동은 걷기다. 허리를 숙이고 펴고 꼬는 동작은 디스크에 무리를 준다. 그렇다면 허리를 일자로 유지한 상태에서 하는 운동이 가장 이상적일 것이다. 걸을 때 허리의 각도는 변하지 않는다. 뛸 때는 허리에 충격이 가해지지만 걸을 때는 디스크, 허리근육이 단련될 만큼의 자극만 주어진다.

코어근육은 몸 깊은 곳에 있는 몸통을 잡아주는 복근, 허리근육, 골반근육을 뜻하는데 걷기로 코어근육을 자극하고 단련할 수 있다.

걷기의 또 다른 효과는 체중 감량이다. 걷기는 좋은 유산소 운동으로 식단 조절과 병행하면 효과적으로 살을 뺄 수 있다. 디스크에 가해지는 체중 부하를 줄이는 것이다. 그 외에도 혈당 조절, 심혈관계 질환 예방, 골다공증 예방 및 치료, 무릎 근력 강화, 기분 전환 등 좋은 점이 너무나 많다.

걷는 방법

약간 빠른 걸음으로 하루 30분에서 한 시간 정도 매일 걷는다. 팔을 90도로 하고 앞뒤로 움직이면서 동네 평지를 산보하듯이 걷는다. 우레탄 바닥으로 된 걷기 코스가 좋다. 심하지 않은 경사의 비탈길도 괜찮다. 걷다가 무릎이나 허리에 통증이 오면 속도를 줄이거나 멈춘 후 쉬면서 무리가 가지 않게 한다. 걷다가 등, 허리, 어깨, 무릎 등 불편한 곳이 있으면 마사지, 스트레칭을 한다. 러닝머신보다 산보가 좋은 점은 원할 때 멈춰서 쉴 수 있다는 것이다.

날씨, 미세 먼지 등으로 밖에서 걷기가 힘들다면 러닝머신을 이용한다. 뛰기보다는 4~5km/h의 속도로 걷는 것이 좋다. 러닝머신의 바닥은 충격 흡수가 잘 되지 않는다. 러닝머신에서 뛰면 충격이 그대로 전달되어 허리, 무릎에 무리가 갈 수 있다.

2) 코어 운동

데드버그 Dead bug

뒤집어진 벌레의 움직임과 비슷한 운동법이다. 팔다리를 사용하는 복근 코어근육 운동이다. 누워서 하므로 허리에 무리가 덜 간다.

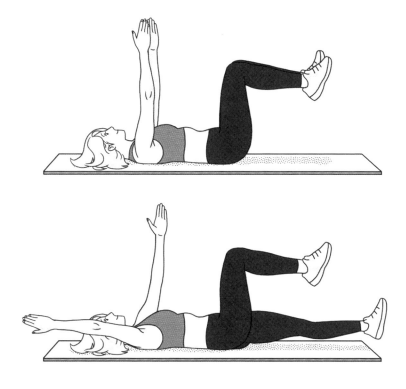

데드버그: 하늘을 보고 바닥에 눕는다. 골반, 무릎을 세워 90도 각도를 만들고 양팔을 위로 들어 앞으로 나란히 자세를 취한다. 우측 팔을 머리 쪽으로 들면서 좌측 다리를 펴고 지면에 수평하게 뻗는다. 팔이나 다리가 땅에 닿지 않고 복근, 허리에 자극이 오도록 한다. 원래 자세로 돌아온다. 이어 좌측 팔을 올리면서 우측 다리를 뻗는다. 이를 10회 반복한다.

버드도그Bird dog; 팔다리 뻗기 운동

새를 사냥하는 개의 모습과 같다 하여 버드도그 운동이라고 한다. 무릎과 양손을 바닥에 대고 엎드린다. 우측 손을 앞으로 뻗으면서 왼쪽 다리를 뒤로 뻗고 3초간 버틴다. 팔다리를 앞으로 더 펴주고 허리로 버틴다는 느낌을 갖는다. 원래 자세로 돌아온다. 다음엔 왼쪽 손을 앞으로 뻗으면서 우측 다리를 뒤로 뻗는다.

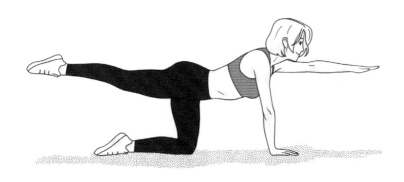

버드도그: 무릎, 손을 바닥에 대고 엎드린다. 왼손을 앞으로 일자로 뻗고 우측 다리를 뒤로 뻗는다. 발목까지 펴고 등, 목, 가슴을 펴면서 고개를 들어 앞을 본다. 이 자세를 3~5초간 유지하고 원래 자세로 돌아온다.

슈퍼맨 자세

슈퍼맨이 날아가는 모양의 자세로 코어근육 발달에 좋은 운동이다.

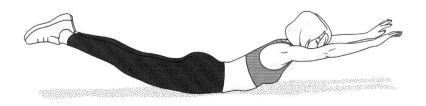

슈퍼맨 자세: 바닥에 엎드린다. 양팔과 양다리를 뻗으면서 위로 들고 5초 정도 버틴다. 발목을 펴서 평지와 평행하게 만든다. 허리 코어근육에 집중한다.

크런치Crunch

허리디스크에 허리근육만 중요하다고 생각하겠지만, 복근은 좋은 자세를 유지하고 충격 흡수 역할을 하는 중요한 근육이다. 복근 강화를 위해 많이 알려진 운동법은 '윗몸 일으키기'지만 사실 허리디스크에는 안 좋은 운동이다. 구부리면서 허리디스크 앞쪽을 방아 찧듯 망가뜨린다. '윗몸 일으키기'를 끝까지 올라오지 않고 1/3 정도만 올렸다 버티고 내려오는 운동을 '크런치'라 한다. 허리가 많이 구부러지지 않으므로 허리에 무리가 덜 되면서 복근을 강화할 수 있다. 크런치도 디스크 환자에게는 무리가 될 수 있으므로 허리에 통증이 생기면 이 운동은 하지 않는다.

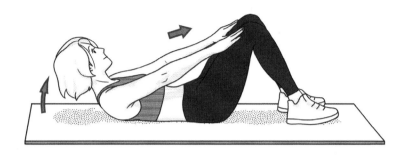

손-무릎 크런치: 바닥에 바로 누워 무릎을 세운다. 어깨와 상체를 올리면서 뻗은 양손이 무릎에 닿으면 2초간 버틴다. 허리가 많이 안 구부러지면서 복근에 자극을 줄 수 있다. 고개가 너무 숙여지지 않도록 한다. 올라갈 때 숨을 들이쉬고 내려올 때 숨을 내뱉는다. 이를 10회 반복한다.

허리 펴고 윗몸 일으키기

복근에 더 강한 자극을 주고 싶다면 허리를 구부리지 않으면서 '윗몸 일으키기'를 한다. 허리를 일자로 펴면서 하는 '윗몸 일으키기'다. 윗몸 일으키기 경사판에 발을 고정하고 허리는 편 상태를 유지한다. 가슴에 양팔을 엑스자 모양으로 모으고 30도 정도만 몸을 뒤로 뺀 채 2초간 버티고 다시 올라온다. 허리를 일자로 유지하는 게 중요하다. 일반 '윗몸 일으키기'처럼 바닥부터 끝까지 올라오지 않는다. 이처럼 위에서 내려오면서 버티는 운동은 코어근육 발달에 좋다. 아래에서부터 올라오는 운동은 복근을 수축시켜 단련하지만 허리 관절에 무리를 준다.

익숙해지면 30도보다 더 뒤로 몸을 위치시켰다 원래 위치로 올라온다. 더 많은 자극을 주고 싶다면 웨이트(무거운 물건, 아령, 중량 원판)를 들고 운동한다.

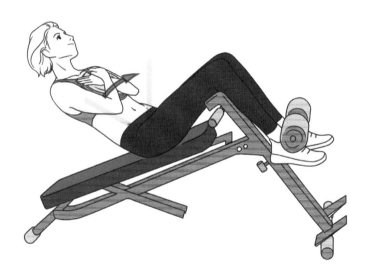

허리 펴고 윗몸 일으키기: 윗몸 일으키기 기구에 발을 고정한다. 몸을 세운 상태에서 30도 정도 뒤로 내려가 2초 버티고 원래 위치로 돌아온다. 허리를 편 상태로 유지하고 둥그렇게 말리지 않도록 한다. 자극을 더 주고 싶다면 몸을 뒤로 더 내려서 버티거나 중량 원판을 안고 운동한다.

레그레이즈Leg Raise; 다리 올리고 내리면서 버티기

허리가 숙여지는 동작으로, 허리디스크가 있거나 다리 저림 증상이 있다면 이 운동은 하지 않는다. 허리가 건강한 사람이 복근을 강화하는 데 좋은 운동이다. 바닥에 누워서 양다리를 들어올린다. 편안한 각도만큼만 들어올린다. 천천히 버티면서 원래 자세로 돌아온다. 복근이 늘어나면서 버티는 '신장성 수축 운동'이다.

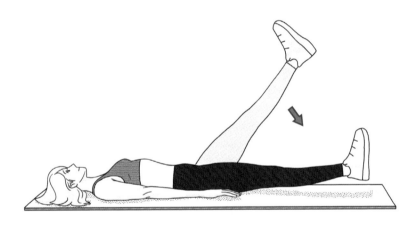

레그레이즈: 하늘을 보고 눕는다. 손바닥은 바닥에 댄다. 다리를 45도 정도만 들어올린다. 이보다 더 높은 각도로 올리면 허리에 무리가 간다. 복근으로 버티면서 다리를 천천히 내린다. 지면에서 약 10~20cm 위치에서 멈춘다. 배 힘으로 3초 정도 버티고 다리를 다시 올린다. 허리가 뜨지 않고 바닥에 밀착시켜야 힘을 더 효과적으로 줄 수 있다. 다리가 내려가면서 숨을 들이쉬고, 다리가 올라가면서 숨을 내쉰다.

3) 데드리프트Deadlift

허리 근력운동의 끝판왕이다. 데드리프트를 하다가 허리를 다치는 경우도 많아 허리디스크 환자가 하기에는 무리될 수 있지만 적은 무게로 하면 좋은 운동이다. 허리 수술 후 6개월 정도 지나서 상태가 괜찮다면 데드리프트를 해도 된다.

양발을 벌리고 선다. 적당한 허리 전만이나 중립 허리를 유지하면서 골반을 숙인다. 엉덩이를 뒤로 뺀다. 무릎이 앞으로 밀리지 않게끔 한다. 떨어뜨린 양팔이 무릎에서 정강이 앞을 스치게끔 내리며 골반을 더 접는다. 허벅지와 배가 닿으면 허리 각도를 유지하면서 일어선다. 완전히 일어서면서 골반을 앞으로 편다.

데드리프트는 우리 몸의 가장 큰 근육인 허리와 엉덩이, 허벅지의 근육을 동시에 단련시킨다. 사람이 들 수 있는 가장 무거운 무게를 드는 것이 가능한 운동이다. 허리 환자들은 무게를 많이 올리는 것을 추천하지 않는다. 맨손으로 하거나 가벼운 무게로 하는 것이 좋다.

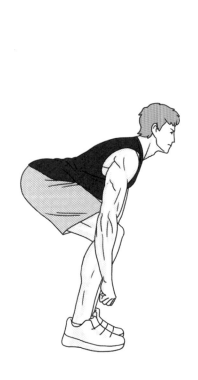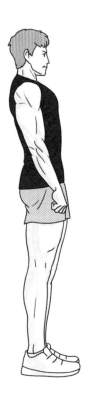

데드리프트: 원래는 바닥에 놓여 있는 역기를 몸을 숙여서 잡고 일어나는 동작이다. 맨손 데드리프트는 역기를 잡는 듯 내려가는 동작부터 시작한다. 몸을 숙이면서 엉덩이가 뒤로 빠지고 허벅지 뒤쪽이 스트레칭되는 것을 느낀다. 엉덩이가 너무 아래로 내려가 주저앉지 않도록 한다. 어깨가 무릎보다 뒤로 가도 안 된다. 양손을 정강이 중간보다 아래까지 내린다. 역기를 잡는 위치라 생각하면 된다. 일어설 때 허리와 목은 일자를 유지해야 한다. 양발로 바닥을 밀면서 똑바로 서고 무릎, 골반, 가슴을 편다. 엉덩이근육을 수축시킨다. 몸이 너무 뒤로 눕지 않고 바로 서야 한다.

데드리프트의 잘못된 자세

- 너무 주저앉아버리면 엉덩이가 무릎까지 내려오고 몸이 뒤로 향하면서 어깨가 무릎, 손보다 뒤에 위치하게 된다. 정확한 자세는 엉덩이는 무릎보다 높게, 어깨는 무릎보다 앞에 있어야 한다.
- 허리를 너무 과하게 전만을 만들어 젖히거나 목을 너무 뒤로 젖히지 않도록 한다. 엉덩이, 몸통, 목까지 일직선인 것이 좋다.
- 등을 후만으로 숙여서 둥글게 하면 허리를 다칠 수 있다. 엉덩이가 어깨 위치만큼 올라가 있으면 잘못된 자세다. 엉덩이는 어깨와 무릎 사이에 있어야 한다.
- 숙였다가 서는 마지막 자세 때 골반을 너무 앞으로 밀면서 허리를 과신전하면 안 된다. 서면서 끝나는 동작에서는 고관절을 확실히 펴야 한다. 엉덩이근육을 쥐어짜는 느낌으로 골반을 편다. 어깨도 같이 펴준다. 그렇다고 배치기하는 것처럼 골반을 앞으로 밀어내면 안 된다.

허리디스크 환자의 데드리프트

- 양발은 바깥으로 벌어지지 않고 정면을 향하게 한다. 중량 없는 역기나 봉, 케틀벨이나 맨손으로 운동한다. 손은 정강이 앞을 스치면서 일어난다. 손이나 무게가 앞으로 쏠리면 허리에 무리가 간다.
- 엉덩이가 내려가는 것이 아니고 뒤로 빠지게 한다. 허리를 일자로 펴 중립 자세를 유지하면서 보호하고, 고관절을 구부린다. 무릎도 살짝 구부려준다. 배, 등, 허벅지 코어근육이 단련된다.

- 선 자세에서 숨을 짧게 들이쉬고 복근에 힘을 주면서 내려갔다 올라온다. 복근에 힘을 유지하면서 운동해야 허리를 보호할 수 있다.
- 무게는 점진적으로 늘려가고 10kg 미만이 적당하다. 최대 20kg까지만 연습한다. 보디빌더처럼 몸을 만들 게 아니라면 일상생활에서는 20kg만 들 수 있으면 충분하다.

근육을 단련하는 방법

근육세포는 더 큰 자극이 가해져야 크기가 커진다. 무게를 올려가면서 운동을 해야 한다. 본격적인 근력운동 시작 전 스트레칭과 유산소 운동을 한다. 근력운동을 처음에는 무게 없이 10회 시행한다. 이후 무게를 올려가면서 3세트 정도 운동을 반복한다. 근육을 크게 키우기 위해서는 '단축성 수축 운동'을 주로 한다. 근육의 길이가 짧아지는 운동법이다. 병원에서 재활을 시작할 때는 '신장성 수축 운동'이나 '등척성 운동'을 주로 가르친다. '신장성 수축'은 근육의 길이가 늘어나면서 버티는 운동이다. 앞의 '허리 펴고 윗몸 일으키기'나 '레그레이즈; 다리 올리고 내리면서 버티기' 운동이 이에 해당한다. '등척성 운동'은 관절 각도나 근육 길이의 변화 없이 버티면서 근육에 자극을 주는 운동이다. '버드도그; 팔다리 뻗기 운동'은 허리근육, 복근의 길이 변화 없이 버티는 동작으로 등근육, 복근을 단련시킨다. 플랭크도 등척성 운동에 해당한다.

4) 허벅지 운동

허리근육, 복근 외에도 골반근육, 허벅지근육은 몸을 지탱하고 걷는 데 중요하다. 잘 걸을 수 있어야 허리도 건강해진다.

스쿼트Squat

허벅지 앞쪽 근육을 단련시키는 운동법이다. 다리를 어깨너비만큼 벌리고 선다. 팔을 앞으로 뻗거나 팔짱을 끼어 가슴에 모은다. 뒤에 투명의자가 있다 생각하고 앉는다. 무릎이 90도가 되게끔 앉는데 무릎이 앞으로 밀리지 않아야 한다. 허리는 앞으로 펴는 전만 자세를 취한다. 의자에 앉듯이 앉았다가 일어나면서 골반, 허리를 쫙 편다. 뒤로 넘어질 수 있으므로 안전하게 의자를 놓고 엉덩이가 살짝 닿거나 닿을 정도로 앉았다가 일어나도 된다. 근육을 더 키우고 싶다면 두 손으로 아령을 들고 차렷 자세에서 스쿼트 운동을 하면 된다.

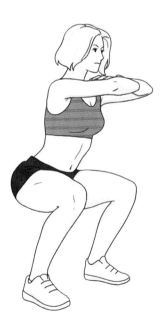

스쿼트: 뒤에 투명의자가 있다고 생각한다. 무릎이 앞으로 너무 나오지 않게끔 신경 쓰고 90도 정도 앉았다 일어난다. 일어날 때 골반을 앞으로 확실히 펴준다. 발뒤꿈치에 체중을 두어 뒤꿈치로 바닥을 밀면서 일어난다.

런지Lunge

골반과 허벅지 앞뒤 근육을 키우는 운동이다. 허리를 일자로 유지하면서 발을 앞뒤로 벌리고 선다. 양손은 허리에 올린다. 앞쪽 무릎을 구부리면서 뒤쪽 무릎도 구부린다. 골반이 앞뒤로 흔들리지 않으면서 몸이 일자로 내려오도록 한다. 앞, 뒤의 무릎이 90도가 되었을 때 멈췄다가 다시 일어난다. 나중에 익숙해지면 차렷 자세에서 양손에 아령을 쥐고 런지를 할 수 있다.

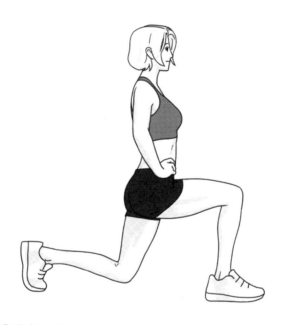

런지: 두 발을 앞뒤로 벌리고 선다. 뒷발의 뒤꿈치를 들면서 무릎을 구부린다. 뒤쪽 무릎은 바닥에 닿을 듯하게 내려온다. 앞쪽 무릎은 앞으로 나가지 않으면서 90도까지 구부린다. 몸이 흔들리지 않고 그 자리에서 내려오는 느낌이다. 내려갔다가 원래 자세로 선다. 이를 10회 정도 반복한 후 앞뒤 발을 바꾸어 운동한다.

레그익스텐션Leg extension

레그익스텐션 운동기구는 헬스장에서 쉽게 볼 수 있다. 중량을 올려가면서 하기에 효과적으로 근육을 키울 수 있다. 헬스장을 다니지 않아도 집에서 의자에 앉아 운동할 수 있다. 발이 닿지 않는 높은 의자에 걸터앉아 한쪽 다리를 앞으로 쭉 편다. 발목을 위로 당기면서 허벅지 앞쪽 근육에 힘을 준다. 허벅지근육을 2초간 쥐어짠다는 느낌으로 힘을 준 다음 다리를 내린다. 모래주머니는 인터넷에서 구매할 수 있는데 발목에 차고 운동을 하면 효과가 더 좋다. 근육을 키우기 위해 운동이 쉬워지면 더 무거운 모래주머니를 사용한다.

레그익스텐션: 약간 높은 의자에 앉아 손으로 의자를 잡으면서 무릎을 편다. 발끝을 몸쪽으로 당기면서 허벅지근육에 힘을 준다. 허벅지 앞쪽 근육을 쥐어짜 돌처럼 딱딱하게 만든다. 이를 10회 반복한다. 모래주머니를 발목에 차면 근육을 더 키울 수 있다.

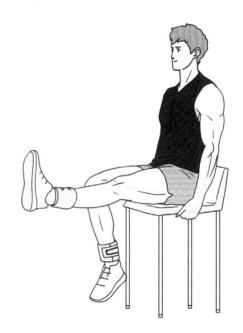

그 외의 허벅지 운동들

자전거 타기는 앞쪽, 뒤쪽 허벅지근육 강화에 좋은 유산소 운동이다. 계단을 올라갔다 내려오는 운동도 허벅지 강화에 좋다. 다만 계단을 내려올 때 무릎 통증이 심해질 수 있어서 무릎 관절염 환자는 주의해야 한다.

5
허리 수술 후 재활

척추 수술 후 관리는 수술 방법에 따라 달라진다. 디스크 수술, 척추 내시경은 한 달간 허리 보호대를 착용하고 척추유합술은 3개월간 허리 보호대를 착용한다. 허리 보호대를 착용하는 동안은 허리를 숙이는 동작을 하지 않는다.

수술 한 달 이내

수술받은 날 저녁부터 허리 보호대를 착용하고 걸을 수 있다. 5분 걸어보고 점차 시간을 늘려간다. 퇴원하면 집 앞 30분 걷기부터 시도해보고 한 시간까지 시간을 늘려도 된다. 허리 보호대는 2주째부터 간간이 풀어도 된다. 걷는 속도도 점차 늘린다. 뛰지는 말고 빨리 걷는 게 좋다. 낮은 경사의 비탈길을 오르는 것도 괜찮다. 수술하고 한 달 이내에는 너무 오래 걷거나 무리한 운동은 하지 않는 것이 좋다.

수술 한 달에서 두 달째

수술한 지 한 달이 넘으면 허리 보호대를 풀고 허리를 어느 정도 숙여도 된다. 스트레칭으로 무릎 꿇고 엎드리기와 물고기 꼬리 흔들기를 한다. 맥켄지 운동도 단계별로 시작한다. 허리가 괜찮으면 브릿지, 플랭크도 시작한다.

수술 두 달 이후

수술 후 두 달이 지나면 강화된 코어 운동을 시작한다. 데드버그, 버드도그, 슈퍼맨 자세 운동을 한다. 크런치나 윗몸 일으키기는 허리 수술한 사람이 하기에는 부담스럽다. 가볍게 조깅을 해도 된다.

수술 석 달 이후

수술 후 석 달이 지나고 허리 통증이 없다면 근력 강화 운동을 시작한다. 3개월 후에는 디스크에 났던 결손 및 구멍이 아물어서 웬만한 운동을 다 해도 된다. 처음에는 운동 강도를 약하게 하다가 점차 강도와 시간을 늘려간다. 통증이 느껴지면 운동 강도를 다시 줄인다. 스쿼트, 런지 같은 하지 운동도 병행한다.

6
골프와 허리디스크

허리가 아프지만 골프를 좋아하는 사람이 많다. 골프는 나이가 들어서도 할 수 있는 운동이다. 공 치는 재미에 푹 빠지면 골프를 포기할 수 없다.

골프는 정적인 운동이지만 의외로 허리 부상이 잦은 운동이다. 어드레스 시 앞으로 숙인 자세는 디스크의 압력을 높인다. 운동역학상 몸통을 꼬는 동작, 한 방향으로만 반복하는 회전이 허리에 좋지 않다. 앞으로 숙여져 디스크에 압력이 높아진 상태에서 비틀기, 회전, 굽힘, 앞뒤로 전위되는 움직임은 디스크를 손상시킨다. 허리디스크 손상뿐 아니라 근육 염좌도 흔히 발생한다.

골프선수들도 디스크로 고생한다. 타이거 우즈도 허리디스크 수술을 수차례 받았다. 평소에 허리 유연성을 높이고 근력운동을 잘 해주어야 골프도 잘 칠 수 있고 허리 부상도 예방할 수 있다.

골프 스윙

골프 스윙은 네 가지로 나눈다. 백스윙, 다운스윙, 임팩트, 팔로우스루다. 허리 부상은 주로 임팩트, 팔로우스루에서 발생한다. 구부리고 비트는 동작으로 이루어진 스윙은 허리에 몸무게 8배의 압력을 가한다.

중년 골퍼

나이가 들면 근육, 디스크의 탄력과 유연성이 떨어진다. 복근, 허리 근육이 약해지는 것도 허리 통증의 원인이다. 고관절 퇴행성 관절염이나 유연성 감소는 백스윙 시 좌측 고관절의 내회전을 감소시킨다. (*오른손잡이를 기준으로 설명하겠다) 부족한 고관절의 회전을 허리가 상대적으로 보상하면서 많이 꼬아지게 되고 통증이 생긴다. 가슴과 골반의 유연성을 늘려야 한다. 백스윙을 적게 하면 상대적으로 어깨에 무리가 가기도 한다.

골프 부상을 피하는 방법

- 규칙적인 유산소 운동으로 지구력을 키운다.
- 근력운동을 시작한다.
- 스트레칭을 통해 유연성을 늘려 관절의 가동범위를 늘린다.
- 골프 치기 전에 준비운동을 한다.
- 무거운 골프 백을 들 때 주의한다.
- 뒤땅을 때리지 않도록 한다.

라운딩 전 부상 예방법

'라운딩 전 10분간 몸풀기로 부상을 60% 줄일 수 있다'는 연구가 있다. 웜업 후에 짧은 아이언으로 연습 스윙을 한다. 이후 드라이버 연습 스윙으로 허리 회전의 감을 잡는다. 허리근육이 어느 정도 늘어나고 어떤 속도로 돌아가는지 몸이 기억하게 한다. 이런 루틴을 통해 부상을 예방할 수 있다.

허리디스크 수술 후에 필드로 다시 나가기

허리디스크 수술 후 "골프 쳐도 되나요?"라고 물어보는 분들이 많다. 허리디스크는 수술 후 3개월이 지나야 디스크가 제대로 아무는데 그때 골프 스윙이 가능하다. 척추유합술의 경우 수술 후 골유합 정도에 따라 6개월에서 1년 뒤에 골프 스윙이 가능하다. 척추유합술 후에는 인접 마디 퇴행성 변화가 생길 수 있음을 알아야 한다.

허리 수술 후에도 골프가 가능한지 물어보는 경우가 종종 있다. 대부분 오랫동안 골프를 치신 분들이 그러한데, 이제는 허리에 무리를 주지 않으면서 즐기는 정도로만 하는 것이 좋다. 공을 200개 정도 쳐야 하는 연습장은 가지 말고 필드만 나가는 것이 좋다. 내기 골프나 스코어에 대한 욕심은 버리고 동반자들과 즐거운 라운딩을 하는 것으로 만족해야 한다. 허리디스크 재발 없이 골프를 치고 싶다면 적당히 타협해야 한다. 허리에 무리가 가지 않으면서 골프를 다시 칠 수 있는 방법을 찾아야 한다.

옛날 스윙과 현대 스윙

골프는 1900년도 스코틀랜드에서 시작했다. 그때의 스윙은 현재의 스윙과 달랐다. 현대 스윙은 두 발과 골반을 고정하고 몸통을 뒤로 꼰다. 백스윙을 크게 하기 위해 몸통을 최대한 뒤로 돌리고 골반을 먼저 앞으로 돌리면서 팔이 내려온다. 몸통 꼬임과 회전이 많아지면서 가속도가 붙는다. 비거리와 파워를 위해 스윙법이 발달한 것이다.

반면 과거의 스윙은 파워는 조금 떨어져도 허리 친화적이었다. 백스윙 시 왼쪽 발바닥을 살짝 든다. 백스윙하면서 골반을 몸통, 어깨와 같이 우측으로 돌렸다. 몸통 전체가 회전하여 상대적으로 허리의 틀어짐이 줄어든다. 백스윙 탑에서 팔을 내리면서 몸통, 고관절을 같이 돌린다. 팔로우스루는 허리를 일자로 편 상태에서 마무리한다.

현대의 팔로우스루는 몸통을 최대한 돌리고 허리를 신전시킨다. 역 C자 모양의 마무리 자세는 허리 통증을 유발한다. 현대 스윙은 왼발 뒤꿈치를 항상 땅에 대고 있어서 허리에 부담을 준다.

허리가 아프다면 옛날 스윙을 시도해보자. 허리디스크 환자는 골프를 잘하는 것보다 어울리는 운동으로서의 골프를 즐기는 것이 낫다.

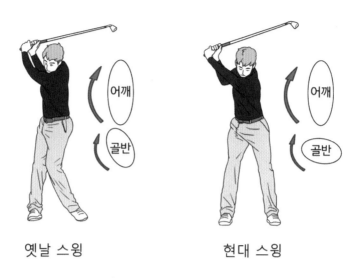

옛날 스윙   현대 스윙

옛날 스윙과 현대 스윙의 백스윙 탑 자세 비교: 타원들은 어깨, 골반의 회전 정도를 위에서 내려다본 모양이다. 현대 스윙은 골반이 앞으로 바라보고 있는 반면에 옛날 스윙은 어깨와 같이 뒤로 돌아가 있다. 골반이 같이 뒤로 돌아가면 허리에 무리가 덜 간다. 옛날 스윙은 왼발 뒤꿈치를 살짝 들어 허리에 무리가 덜 간다.

허리가 편한 골프

• 어드레스 시 허리, 골반 자세: 몸에 힘을 빼고 어드레스에 들어간다. 허리를 너무 과하게 젖히지 않는다. 뒤로 젖혀진 허리는 허리 관절에 무리를 준다. 그렇다고 허리를 너무 둥글게 하는 후만 자세도 안 좋다. 후만 자세는 허리디스크에 많은 압력을 준다. 힘을 뺀 편안한 중립 자세에서 몸통을 돌린다. 골반도 어느 한쪽이 너무 높아지지 않고 같아야 한다. 우측 골반이 높다면 백스윙 시 왼쪽 허리에 스트레스가 많아진다.

- 볼 가까이 서기: 허리를 펴고 볼에 가까이 서면 허리 통증을 줄일 수 있다. 공에서 멀어지면 허리가 숙여지고 통증이 생긴다.

- 백스윙 적게 하기: 백스윙 시 어깨, 몸통을 꼬는 것은 더 많은 파워와 비거리를 얻기 위함이다. 골반과 하지를 고정하면 정확한 타격이 가능해진다. 하지만 고정된 하지와 과도하게 꼬는 동작은 허리 통증을 유발한다. 벌불리언Bulbulian의 연구에 의하면 "백스윙의 크기를 줄이는 것이 허리 통증을 줄이는 데 도움이 된다. 백스윙이 적어도 스윙 속도가 실질적으로 차이가 나지 않기 때문에 골프를 계속 즐길 수 있는 방법이 된다"고 하였다. 골프는 정확도와 일관성의 운동이다. 하지만 힘과 거리를 강조하는 게 현재 트렌드여서 아마추어들이 허리를 다치게 된다. 프로 골퍼처럼 근육 가속도를 일정하게 내지 못하고 불안정한 리듬으로 힘을 주면 허리 부상이 발생할 수 있다.

- 골프 폼 교정: 골프는 굉장히 어려운 운동이다. 프로 골퍼들도 지속적으로 폼 교정을 받아야 하는데 일반 플레이어들이 올바른 자세로 일관되게 공을 치기란 쉽지 않다. 정확한 자세로 골프를 쳐도 트위스팅된 허리에 무리가 가는데 잘못된 자세로 힘까지 세게 줘서 치니 아픈 게 당연하다. 허리 통증이 있다면 전문 강사에게 레슨을 받는 것이 좋다.

- 골프 클럽: 골프 클럽도 중요하다. 나이가 들수록 가볍고 유연한 그라파이트 샤프트를 쓰는 것이 좋다. 자신의 몸에 맞게끔 클럽 피팅을 받아본다.

골퍼를 위한 코어 운동

코어근육이 발달해야 골프를 통증 없이 잘 칠 수 있다. 코어 운동으로 앞서 배운 플랭크, 크런치, 버드도그 운동을 한다. 하지 강화를 위해 아령이나 케틀벨을 들고 스쿼트를 한다. 허리를 돌리는 스트레칭을 자주 해준다.

- **사이드 플랭크**Side plank

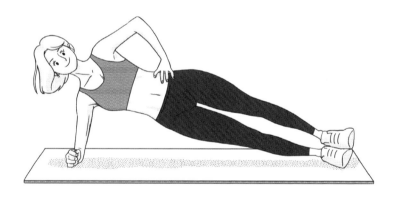

사이드 플랭크: 바닥에 몸을 옆으로 하여 눕는다. 위쪽 발을 아래쪽 발 위에 나란히 올린다. 팔꿈치를 바닥에 대고 골반을 든다. 반대쪽 손은 옆구리에 놓는다. 골반과 몸이 꺾이지 않고 일자가 되도록 한다. 5초간 버티고 원래 자세로 내려온다.

- **런지 트위스트**Lunge twist

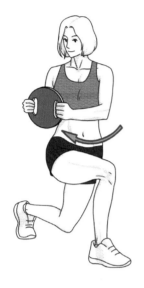

런지 트위스트: 웨이트나 무거운 공을 두 손으로 든다. 우측 다리를 앞으로 위치시 킨 후 앞쪽, 뒤쪽 무릎을 90도로 구부린다. 앞을 보는 상태로 몸통을 내린 후 상체를 90도 우측으로 돌린다. 원래 자세로 서면 서 숨을 내쉰다. 이를 10회 반복한다. 좌측 발을 앞으로 내민 상태에서 무릎을 구부릴 때는 몸을 좌측으로 회전한다.

- **러시안 트위스트**Russian twist

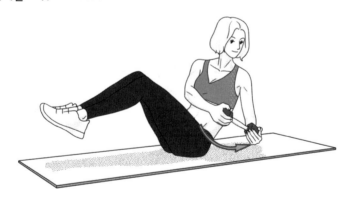

러시안 트위스트: 엉덩이를 바닥에 대고 양발을 든다. 발을 꼬거나 몸을 뒤로 기울여도 된다. 발이 바닥에 닿는 것도 괜찮다. 맨손으로 하거나 아령을 양손으로 든다. 팔과 몸을 좌측으로 돌렸다가 다시 우측으로 돌린다. 이를 10회 반복한다.

- **랫풀다운**Lat pull down

　헬스장에 있는 랫풀다운 기구를 이용한다. 무게를 올려가면서 운동
하면 광배근이 단련되고 골프 스윙 시 파워가 좋아진다.

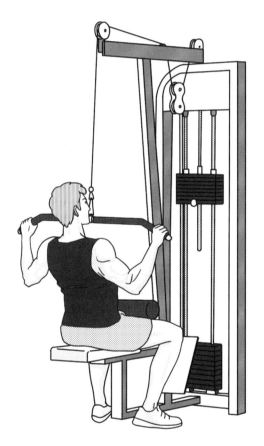

랫풀다운: 기구에 앉아 어깨보다 넓게 팔을 벌려 봉을 잡는다. 허리를 약간 전만으로 만든
다. 숨을 내쉬면서 바를 잡아당긴다. 팔꿈치를 구부려서 잡아당기는 느낌이어야 한다. 봉
이 가슴에 닿을 때 견갑골을 모으면서 가슴을 편다. 숨을 내쉬면서 원래 자세로 돌아간다.

지속 가능한 골프

골프는 심혈관 질환 예방, 편안한 유산소 운동, 기분 전환 등의 장점이 있다. 골프를 칠 때 허리 말고도 어깨, 팔꿈치, 무릎, 발목의 부상 가능성이 있다. 장단점을 고려하여 골프를 계속 칠 것인지 결정하고 부상 방지를 위한 몸풀기, 스윙 교정, 평상시 꾸준한 근력운동을 병행해야 즐겁고 안전한 라운딩을 할 수 있다.

골프 외 다른 운동들

허리디스크 치료 후 골프 외 다른 운동에 대해서도 물어보신다. 걷기가 가장 좋다. 뛰는 것은 허리에 부담을 줄 수 있다. 수술을 받았다면 한 달 후부터 숙이는 스트레칭이 가능하지만 격한 운동은 3개월 후에나 가능하다. 수영 중 접영은 허리를 움직이는 동작이 많아서 부담되지만 나머지 영법은 괜찮다.

요가, 필라테스는 스트레칭이므로 해도 된다. 다만 허리를 너무 심하게 꺾어서 무리가 가면 안 된다. 아픈 동작은 건너뛰고 할 수 있는 동작만 한다. 허리디스크 환자는 구부리는 동작보다는 펴는 동작이 좋다. 운동을 하면서 허리에 찌르는 통증이 있다면 멈춰야 한다. 운동 후 기분 나쁜 통증이 느껴진다면 허리에 무리가 되는 것이니 하지 않는다.

허리디스크
치료

1
허리디스크 비수술 치료

허리디스크가 아픈 것은 염증 때문이다

허리디스크는 대부분 자연히 좋아진다. 디스크에 의해 신경이 눌리는 것보다 주변 염증 때문에 통증이 심해진다. 염증은 디스크가 찢어졌을 때 가장 심하고 시간이 지날수록 가라앉는다. 밀려 나온 디스크 조각도 대식세포가 크기를 줄인다. 비수술 치료는 염증을 줄이는 것을 목표로 한다.

디스크가 손상되는데 염증은 왜 생기는 걸까?

우리 몸이 손상되면 치유과정이 일어난다. 피부가 찢어지면 피가 멎게끔 혈소판이 딱지를 만들고, 외부 균과 싸울 백혈구 등의 면역세포들이 모인다. 육아조직이 만들어지면서 상피세포가 다시 피부를 재건한다. 이 모든 과정이 염증이다. 찢어진 디스크도 자연적으로 아물기 위해 염증반응을 일으킨다. 눌린 신경은 스트레스 반응으로 염증과 붓기가 생긴다. 염증은 우리 몸이 회복하기 위한 과정이지만 디스크의 염증은 통증이 심하므로 이를 줄이는 치료가 필요하다.

신경차단술

얇은 바늘을 피부를 통과해 신경 주변에 위치시키고 스테로이드 주사액을 놓는다. '씨암'이라는 엑스레이 기구를 사용해 바늘 위치를 확인한다. 스테로이드 주사, 핌스FIMS 주사, 신경 주사, 뼈 주사, 블록block, 엠비비MBB라고도 부른다.

스테로이드는 부신피질 호르몬으로 강력한 항염증 치료제다. 스테로이드가 중증 코로나 환자의 사망률을 줄인다는 연구가 발표될 정도로 강력한 항염증 효과가 있다. 신경차단술은 디스크로 인한 통증을 줄이는 가장 효과적인 방법이다.

'뼈 주사는 자주 맞으면 안 좋다'라고 많이들 알고 계신다. 스테로이드는 적정량을 짧게 쓰면 명약이지만 반복적으로 길게, 고용량으로 쓰면 부작용이 생긴다. 피부과에서는 건선, 두드러기 등의 치료를 위해 스테로이드 연고를 처방하고 류머티즘 환자분들은 먹는 스테로이드를 장기간 복용한다.

스테로이드를 오랜 기간 투약하면 혈관이 확장되고 몸이 붓는다. 당뇨 환자들은 신경차단술 후 당 수치가 올라가기도 하며, 여성분들 중 호르몬 때문에 간혹 생리 변화가 생기기도 한다. 고용량 스테로이드는 고관절 무혈성 괴사나 골다공증을 유발할 수 있다.

부작용을 많이들 걱정하시지만 신경차단술로 들어가는 스테로이드 용량으로 2회 정도 맞는 것은 대부분 문제가 없다. 스테로이드 부작용은 10회 정도 주사를 맞을 때 발생한다. 주사를 무서워하는 환자도 있는데 따끔한 정도다. 주사 시 다리 쪽으로 전기 내리는 느낌이 올 수도 있다. 주사 후 10분 정도 안정을 취하고 바로 활동이 가능하다. 주사 효과는 바로 나타나기도 하고 하루 이틀은 더 아프다가 좋아지기도 한다. 신경차단술 시행 며칠 후 증상이 좋아지는데 "부드럽다", "편안하다", "나았다", "좋아졌다", "저림이나 먹먹함, 압박이 풀렸다"라고 말씀하신다.

추천 점수 ★★★★★

주사 공포증만 없다면 디스크 치료에 있어서 꼭 해볼 만한 치료다. 가격 대비 효능이 좋다. 물론 주사 맞을 정도로 아프지 않다면 약물, 운동 치료만 해도 된다. 신경차단술을 두 번 시행했는데도 호전이 없다면 다른 치료를 고려해본다.

---

* 앞서 말했듯 추간판 탈출증이 disc herniation에서 직역되다 보니 어색한 한국말이 된 것처럼 신경차단술도 비슷하다. 신경차단술은 영어로 Nerve block인데 block의 적절한 번역이 '차단'밖에 없긴 하다. 신경차단술을 얼핏 들으면 신경을 차단한다, 막는다는 느낌이 드는데 '신경 주사'가 적당한 용어이지 않나 생각한다.

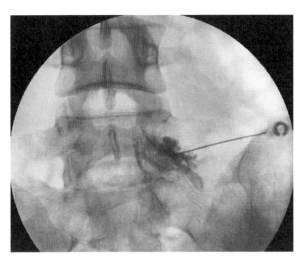

엑스레이 사진으로 보면서 바늘을 신경 주변에 위치시키고 주사
액을 놓는다. 신경 주변의 염증을 가라앉힌다.

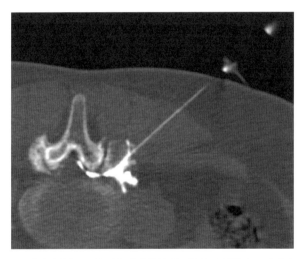

CT 신경차단술: CT를 사용하면 주삿바늘 끝을 더 정확하고 안전하
게 위치시킬 수 있다. 주사액이 신경관 안으로 잘 들어가고 있다.

- **신경차단술은 얼마나 자주 받아야 하나요?**

신경차단술은 보통 두 번까지 시행한다. 첫 번째 주사 후 증상이 많이 좋아졌을 경우 추가 주사 없이 관리를 잘하면 된다. 첫 주사 후 증상이 반 정도 좋아졌다면 일주일 뒤 추가 주사로 통증을 더 줄여본다. 증상이 얼마나 좋아졌는지 1~2주 뒤 진료실에서 확인한다. 짧은 기간에 5~10번씩 스테로이드 주사를 맞지 않도록 한다. 두 번, 세 번 맞았는데도 통증이 심하고 일상생활에 지장이 있다면 척추 내시경이나 현미경 수술을 고려한다.

- **신경차단술 효과는 얼마나 지속되나요?**

디스크 크기, 신경 눌림 정도에 따라 주사 효과는 환자마다 다르다. 하루 정도만 반짝 좋은 경우도 있고 주사 한 번으로 평생 증상이 없어지는 경우도 있다. 디스크 조각의 크기가 커서 신경압박 정도가 심하다면 주사나 시술로 좋아지지 않는다. 신경 주사 후 일을 무리하게 하는 것도 짧은 기간 내 증상 재발 가능성을 높인다.

이전에 주사를 맞고 1년간 잘 지내다가 다시 아파서 주사를 맞으러 오는 경우도 있다. "아는 사람이 이 병원에서 주사 맞고 좋아졌다"며 소개받고 오는 환자도 있다. 1년 전에는 효과가 있을 수 있지만 병이 심해졌다면 똑같은 주사도 효과가 없을 수 있다. 옆집 누가 좋아졌다고 해서 나도 똑같이 좋아지는 것 또한 당연히 아니다. 호전을 기대하며 신경차단술을 하지만 모두가 좋아질 수도 없고, 효과를 보장할 수도 없다. 그래도 신경차단술은 간단하면서 효과가 좋기 때문에 시도는 해봐야 한다. 신경차단술의 효과가 그때뿐이고 많이 아프다면 수술을 고려해야 한다.

- **스테로이드 알레르기가 있으면 어떻게 하죠?**

간혹 스테로이드 알레르기가 있는 환자가 있다. 스테로이드를 두려워하는 환자도 있다. 이때는 주사액에서 스테로이드를 빼고 국소마취제나 생리식염수만 주사하기도 한다. 스테로이드의 항염증 기능이 중요하지만 생리식염수로 염증을 씻어내는 것도 효과가 있다. 신경차단술은 약물의 항염증 효과와 액체로 씻어내는 두 가지 작용기전이 있다.

* 프롤로prolo 주사는 인대 강화 주사다. 포도당이나 생리식염수를 근육이나 인대에 놓아서 재생, 강화시킨다. 허리 근육통이 있을 때는 프롤로 주사를 놓을 수 있지만 추간판 탈출증에는 이론적으로 맞지 않는 치료다.

'헛수고'하지 말자

신경차단술로 좋아진 증상이 다시 나빠지는 행동 세 가지가 있다. '허리로 물건 들기', '숙여서 일하기', '오래 앉아 있기'다. '허.숙.오' 앞 글자를 따서 '헛수고'라고 외워보자. 이는 디스크 환자가 하면 안 좋은 동작들이다. 농사, 화분 옮기기, 숙여서 걸레질하기 등등 무리한 후 다시 아파지는 경우가 많다. 찢어진 디스크가 치유되도록 안정을 취해야 한다. 괜히 '헛수고'하지 말자.

진통 소염제

디스크 환자에게 약을 처방하면 "단순 진통제는 치료제가 아니니 안 먹겠다"라고 하는 경우가 있다. 진통 소염제는 디스크와 신경 주변의 염증을 줄이는 치료제다. 디스크가 흡수되려면 시간이 필요한데 진통 소염제가 이 기간을 버틸 수 있게 해준다.

• 약 먹으니 부어요. 살쪄요. 속이 안 좋아요

소염제는 몸에 물이 더 머물게 한다. 몸이 붓고 체중이 부는 이유다. 여러 종류의 소염제가 있으니 붓지 않는, 나한테 맞는 소염제를 찾아보자. 소염제를 많이 먹으면 위, 간, 신장에 무리가 간다. 초반에는 적극적으로 약을 쓰고 통증이 어느 정도 좋아지면 약을 줄이거나 끊는다. 나중에는 아플 때만 간헐적으로 약을 먹도록 한다.

견인 치료

허리디스크를 타이어나 튜브라 생각해보자. 위에서 아래로 누르면 타이어 높이가 내려앉으면서 뒤로 불룩 나올 터이고, 타이어를 위아래로 잡아서 늘린다면 옆으로 불룩 나왔던 부위가 원상복구될 것이다. 치약 튜브에 음압이 걸리면 나온 치약이 다시 들어가는 것과 비슷한 이치로, 이를 허리디스크에 적용한 것이 견인 치료다. 견인은 허리를 당기는 치료다. 디스크가 체중에 의해 눌리면서 뒤로 밀려 나오고, 추간공이 좁아지는 것을 막는다.

많이 알려진 '거꾸리'는 발을 고정하고 머리를 아래로 내리는 동작이다. 헬스장이나 공원에 있는 기구를 사용하는데 크게 다칠 수 있으므로 주의해야 한다. 발 고정이 풀어지면서 목뼈 골절로 사지가 마비되는 환자가 종종 있다. 머리의 압력이 높아져 뇌혈관/안과 질환이 생길 수 있다. 허리보다 무릎, 고관절 간격이 늘어나서 효과적이지도 않다. 병원에서는 몸통을 잡아주는 견인치료기를 쓴다. 골반과 가슴을 잡고 허리를 기준으로 위아래로 당겨준다. 물리치료사가 몸을 고정하고 당겨주는 견인 치료도 있다. 철봉에 매달려 하지의 무게가 몸을 당기는 것도 좋은 견인 운동법이다.

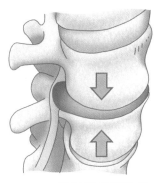

디스크가 체중에 눌림

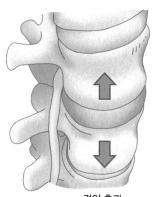

견인 효과

디스크는 체중에 의해 눌리면 불룩 튀어나온다. 이를 위아래로 당겨주는 견인은 디스크의 높이를 높여주면서 치약 흡수되듯이 디스크가 들어오는 효과가 있다.

도수 치료

물리치료사가 뭉친 허리근육을 풀어주고 재활 운동법을 알려주는 것을 도수 치료라 한다. 아픈 관절과 근육을 스트레칭하며 견인 치료도 같이 한다. 통증이 줄어들면 헬스장의 PT처럼 1:1로 허리 재활 운동을 시작한다. 허리 환자들에게 적당한 운동법을 올바른 자세로 할 수 있게 교육한다.

• 도수 치료받고 더 아파요

어떤 치료법도 만능일 수 없다. 디스크가 심하거나 위치, 모양에 따라 약물, 운동, 주사, 도수 치료에도 효과가 없을 수 있다. 신경 저림이 더 심해진다면 도수 치료를 멈춰야 한다. 안 쓰던 근육의 뻐근한 느낌, 약간 불편하다 괜찮은 느낌 정도는 도수 치료를 지속해도 된다. "도수 치료를 받을 때는 괜찮은데 효과는 잘 모르겠다"는 경우도 있다. 3~4회 운동법을 배우면 혼자 할 수 있을 정도가 된다. 꾸준히 운동하다 보면 좋은 자세와 근육이 만들어질 것이다.

디스크는 크기보다 증상이 중요하다

MRI에서 디스크 파편의 크기가 커도 통증이 심하지 않다면 수술을 하지 않아도 된다. 수술은 다리 마비, 극심통이 있는 경우에 한다. 어느 날 친구 어머니께서 디스크로 병원에 오셨다. 통증이 심했지만 수술을 원하지 않아서 신경차단술을 3회까지 시행했다. 진통 소염제, 마약성 파스도 처방했다.

다행히 통증이 많이 좋아졌고 몇 년째 이상 없이 잘 지내고 계신다. 한번은 "아프진 않은데 다시 MRI 안 찍어봐도 되느냐?"고 물어보셨다. MRI를 찍으면 디스크 조각의 크기가 줄어들었을 수도 있고 그대로일 수도 있다. 디스크가 보이더라도 안 아프니 치료는 안 할 것이다. "MRI를 새로 안 봐도 됩니다."라고 설명드렸다. 디스크는 크기보다 증상이 중요하다.

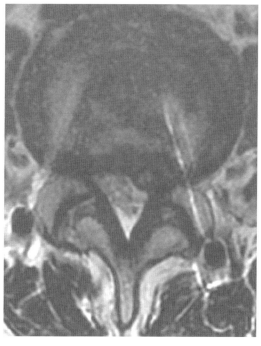

이전에 척추유합술을 받은 위쪽 마디에 추간판 탈출증이 보인다. 디스크 조각의 크기가 큰 편이지만 신경차단술 후 증상은 많이 좋아졌고 3년이 지났는데도 아프지 않다.

* Basketball is played not with your height, But with your heart. "농구는 신장으로 하는 게 아니라 심장으로 하는 거야."라고 미국 농구선수 앨런 아이버슨이 말했다. 그는 NBA 농구선수치고는 단신이었다. Disc is treated not with size, But with symptom. 나는 "디스크는 크기로 치료하는 게 아니라 증상을 봐야 하는 겁니다."라고 말한다.

허리디스크는 흡수된다

튀어나온 디스크 파편도 시간이 지나면서 대식세포에 의해 흡수된다. 급성 통증기 시 진통 소염제, 신경차단술로 편안히 지내면 터져 나온 디스크도 크기가 줄어들 수 있다. 하지만 처음에 터져 나온 크기가 너무 크다면 2개월 후 크기가 반 정도 줄어도 신경압박이 계속되고 불편해서 수술을 받아야 할 수도 있다.

허리디스크는 수술 없이 많은 환자가 좋아진다. 척추신경이 디스크에 의해 눌리면 굉장히 아프다. 하지만 찢어진 디스크는 아물고, 튀어나온 디스크 조각은 흡수된다. 한 달 정도 버티면 증상이 많이 좋아진다. 이 또한 지나갈 것이다.

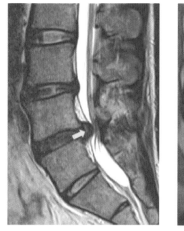
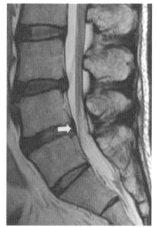

튀어나온 디스크　　　　　　　**9년 후 MRI**

9년 후 촬영한 MRI에서 튀어나온 디스크의 크기가 흡수된 것을 볼 수 있다.

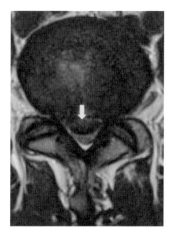

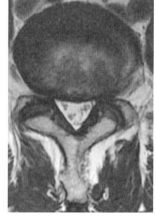

튀어나온 디스크　　　　　　　**9년 후 MRI**

튀어나온 디스크 파편이 자연 흡수되었다. 모든 환자가 이렇게 좋아질 수는 없다.

2
허리 시술

시술은 보통 전신마취 없이 부분마취로 진행하여 당일 활동이 가능
한 치료를 말한다. 허리 시술에는 신경성형술, 풍선확장술, 고주파
치료 등이 있다. 신경차단술로 효과가 없고 수술은 하고 싶지 않을
때 시술을 고려한다. 시술을 하고도 디스크 증상으로 많이 불편하
다면 수술을 받아야 할 수 있다.

신경성형술, 풍선확장술

경막외 신경성형술, 꼬리뼈 신경성형술, 신경박리술, 유착박리술,
라츠카테터 삽입술, 카테터 시술, PEN 시술이라고도 불린다. 시술
시간은 10분 정도 걸린다. 부분마취하여 꼬리뼈 쪽으로 바늘을 넣
는다. 엑스레이로 보면서 2mm 두께, 50cm 길이의 플라스틱 '카테
터'를 바늘을 통해 삽입한다. 얇고 긴 관을 뜻하는 카테터는 휘어져
조종이 가능하다.

디스크와 신경 사이를 지나면서 신경과 주변 조직 간의 유착을 박리한다. 카테터를 휘게 하여 원하는 곳으로 접근한다. 유착을 풀고 공간을 만들어 더 많은 약물을 주사하기에 일반 신경 주사보다 효과가 좋다. 주사액은 스테로이드, 국소마취제, 유착박리제, 생리식염수를 칵테일처럼 섞어서 주입한다. 주사액의 양이 많아 신경 주변 염증 물질들을 잘 씻어낼 수 있다.

꼬리뼈를 통해 여러 디스크 및 추간공을 한 번에 치료할 수 있는 것도 장점이다. 예를 들어 디스크 두 마디에 병이 있다면 좌, 우 나누어 차단 주사를 네 번 찔러야 하지만 신경성형술은 한 번에 치료가 가능하다.

카테터 끝에 풍선 기능이 있으면 풍선확장술이라 부른다. 풍선은 이론적으로는 신경 주변에 공간을 만들고 유착박리에 도움이 되는데 신경성형술과 큰 차이가 없다.

신경성형술은 신경차단술로 효과가 없을 경우에 시도해본다. 디스크 크기를 줄이거나 협착을 제거할 수 없기에 증상 호전이 일시적일 수도 있고 효과가 없을 수도 있다. 시술을 받은 이후에 허리로 무거운 것을 드는 등 관리를 제대로 안 하면 통증이 다시 재발한다. 보통 주사보다는 효과가 좋지만 수술과 같은 효과를 내지는 못한다.

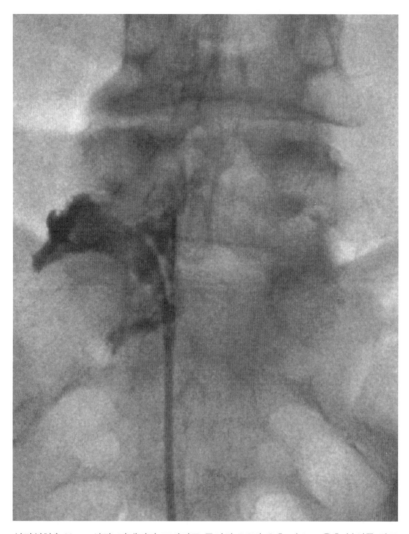

신경성형술 X-ray 사진: 카테터가 꼬리뼈로 들어와 5-6번 요추 디스크 우측 부위를 치료하고 있다. 카테터의 끝 부위는 휘어져서 원하는 부위로 갈 수 있고, 신경 유착도 박리할수 있다. 주사액이 신경 구멍 주위에 잘 퍼지는 게 보인다. 카테터를 움직여서 좌측 부위나 3-4번, 4-5번 요추 부위도 쉽게 도달할 수 있다.

* 신경성형술도 Neuroplasty를 번역하다 보니 '성형술'이라는 좋은(?) 명칭을 갖게 되었다. '디스크 탈출'처럼 어색하거나 '신경차단술'처럼 무시무시한 느낌이 아닌 세련된 이름이다. Plasty를 번역하면 성형술이 맞지만 신경을 성형하거나 좁아진 신경길을 넓혀주는 치료는 아니다. 이 시술의 다른 영어 명칭인 Neurolysis처럼 신경 유착 부위를 박리하고 주사액을 주입하는 치료법이다.

신경성형술은 상술이다?

'신경성형술은 효과가 없다', '신경차단술이면 좋아질 환자에게 비싼 치료를 하는 상술이다'라는 등의 비판이 있다. 이는 맞기도 하고 틀리기도 하다. 신경차단술로 좋아지지 않던 환자가 신경성형술로 좋아진다. 신경성형술로 증상이 좋아진 많은 환자들이 이 시술이 그렇게 나쁜 치료법이 아니라는 것을 증명한다. 단정적인 말은 항상 약점이나 오류가 존재한다. 의사에게 병을 고치는 여러 가지 방법이 있다는 것은 좋은 일이다. 의학은 계속 발전한다.

많은 환자들이 수술에 대한 두려움으로 시술을 하고 싶어한다. 시술 후 3년간 괜찮았던 환자가 증상이 재발하면 어떤 치료를 원할까? 대부분 시술을 다시 해달라고 한다. 디스크, 협착증은 증상 조절 질환이기 때문에 나쁘지 않은 선택이라 생각한다. 효과가 있는 치료라면 환자가 원하는 서비스를 제공하는 것도 의학이다.

하지만 돈을 벌기 위해 시술을 과하게 시행하는 것은 문제다. 신경차단술도 안 해보고 무조건 비싼 시술부터 권유하는 것은 옳지 않다. 신경차단술을 할 정도로 아프지 않다면 진통제부터 먹고 경과를 봐도 된다.

의학적으로 효과가 있다면 어떤 치료법이든 비싸다고 무조건 깎아내릴 필요는 없다. 효과가 없는 치료법은 도태될 것이다. 좋은 의사는 환자의 경제적인 면까지 고려해서 치료법을 정해야 한다.

시술 후에도 '헛수고'를 조심하자
시술 후 가장 걱정되는 부분이 증상의 재발이다. 적지 않은 금액을 들였는데 금방 다시 아프다면 속상할 것이다. 앞에서 말한 '허리로 물건 들기, 숙여서 일하기, 오래 앉아 있기'의 '헛수고'를 하지 않아야 한다.

고주파 수핵감압술

옆구리에서 디스크 안으로 바늘을 찌른다. 고주파 기구를 통과시켜 디스크 파열 부위에 위치시킨다. 고주파 기구 끝에서 열이 가해지면서 디스크가 수축한다. 터져 나온 디스크의 크기가 줄어들고 디스크 섬유륜도 단단해진다.

추천 점수 ★★

열로 디스크의 크기를 줄이는 게 생각만큼 효과적이지 않다. 바늘이나 열로 인한 신경 손상 가능성도 있다.

SELD; 꼬리뼈 내시경 레이저 시술

꼬리뼈로 작은 내시경이 달린 '카테터'를 넣는다. SELD 카테터는 신경성형술 카테터보다 더 두껍다. 내시경으로 보면서 레이저로 디스크에 작은 구멍을 내거나 크기를 줄인다.

추천 점수 ★★★

신경성형술보다는 효과가 좋은데 더 비싸다. 시간도 오래 걸리고 시술 시 더 아프다. 개인적으로 신경차단 주사 후 효과가 없으면 확실히 디스크를 제거하는 척추 내시경 디스크 제거술(PELD)이나 수술을 선호한다.

허리디스크 치료, 단계를 밟아 순서대로 해보자

허리디스크 치료법이 다양해서 환자들이 어떤 치료를 받을지 정하기 어려울 수 있다. 디스크는 10명 중 8명이 수술 없이 좋아지는 병이다. 너무 아픈 것만 아니라면 한 달 정도는 버텨본다. 버티는 시간을 편안히 보내기 위해 약을 먹고 주사를 맞아본다.

허리디스크는 증상이 제일 중요하다. 통증이 줄어들면 병이 낫는 중이라는 뜻이다. 다양한 치료법이 있는데 몸에 부담이 덜한 치료부터 받으면 된다. 먹는 약과 물리치료를 먼저 해보고 주사, 시술, 척추 내시경이나 수술 순서로 치료한다. 몸의 부담이 덜한 치료부터 치료 효과가 좋은 위 단계 치료로 넘어간다. 다만 의사가 판단했을 때 치료 효과가 없을 것이라 예상되는 치료는 건너뛸 수 있다. 신경 주사를 네 번 맞았는데도 호전이 없다면 신경성형술의 효과도 별로 없을 것이다. 이 경우에는 디스크를 제거하는 치료를 바로 하는 쪽이 비용과 시간을 줄일 수 있는 방법이다.

디스크 치료법은 환자가 결정한다

여러 번 신경차단술을 받았는데도 계속 심하게 아플 수 있다. 이런 경우 환자에게 다음 단계 치료에 대해 설명한다. 신경성형술은 부분마취를 하기 때문에 일상생활이 바로 가능할 정도로 부담이 적지만 효과가 없거나 얼마 후 증상이 재발할 수 있고, 수술은 증상은 확실히 좋아지나 전신마취 및 수술 부담감이 있다.

이렇게 설명했을 때 "나는 수술이 무서우니 효과가 없더라도 비수술 치료는 다 해보고 싶다"라고 하는 환자도 있고 "효과가 확실한 수술을 받겠다"라는 분도 있다. "비용 관계없이 시술을 먼저 해보고 좋아지면 좋고, 안 좋아지면 수술을 받겠다"라는 신중한 사람도 있고, "지금 시간도 없고, 시술도 비용이 드는데 재발 없이 확실한 수술을 원한다. 통증은 지긋지긋하다"라고 하는 결단력 있는 환자도 있다. 어느 하나가 틀린 게 아니라 환자의 경험, 이전 치료 이력, 통증 정도, 직장 상황, 성격 등이 치료법의 결정에 영향을 끼친다.

• 수술을 원치 않아서 비수술 치료하는 병원을 갔어요

허리디스크는 자연히 좋아지는 경우가 많기 때문에 비수술 치료가 효과적이고 이런 치료를 하는 곳도 많다. 통증의학과, 도수 치료 전문 정형외과 의원, 비수술 치료 전문 병원, 한방 병원, 침술원, 마사지업소 등 다양하다. 어디든 집이나 직장과 가깝고 좋은 치료를 편안히 받을 수 있는 곳으로 다니는 것이 좋다. 다만 증상 호전이 없는데도 똑같은 치료를 계속 받고 있으면 안 된다. 10회 이상 신경차단술을 받았거나 프롤로 주사로 몇백만 원을 쓴 환자도 있다. 발목 마비 때문에 절룩거리는 환자를 한방 병원에서 석 달간 치료하다가 보낸 경우도 있었다. 수술을 받고 싶지 않은 환자와 수술을 못 하는 병원의 이해관계가 맞다 보면 치료 시기를 놓칠 수 있다. 마비가 있거나 통증이 더 나빠진다면 수술하는 의사를 찾아가야 한다.

3
척추 내시경

수술과 같은 효과를 내는 척추 내시경

최소침습 수술은 몸 정상 조직의 손상을 최소로 하는 수술법이다. 작은 피부 절개, 최소한의 근육 손상을 추구한다. 최소침습 수술법 중 정점에 있는 것이 '척추 내시경'이다. 무릎, 어깨 수술을 관절경으로 하듯이 척추도 내시경의 사용이 많아지고 있다. 디스크 제거부터 협착증 수술까지 내시경으로 가능하다. 여러 종류 척추 내시경에 대해 알아보자.

PELD; 옆구리 내시경, 최소침습의 끝판왕

6mm 지름의 내시경을 허리 옆 부위로 넣고 모니터를 보면서 디스크를 제거한다. 전신마취 없이 포셉으로 터져 나온 디스크 조각만 제거한다. 수술과 같이 탈출된 디스크 조각 자체를 없애므로 증상이 완전히 좋아지고 유지된다. 당일 퇴원도 가능하다. 수술 효과를 내는 시술이라 할 수 있다.

나는 PELD 내시경을 먼저 배웠고 이후에 양방향 내시경, PSLD 내시경도 하고 있다. PELD 내시경은 장점이 많다. 추간공을 통해 환자를 괴롭히던 디스크 조각을 뽑아내는 PELD가 진정한 최소침습 수술이고 환자에게 정말 좋은 치료법이라 생각한다. Oldies but Goodies, '옛날 노래지만 좋은 노래'라는 뜻이다. 협착증 수술이 가능한 새로운 내시경들이 개발되었지만, 진정한 최소침습 내시경은 뼈를 건드리지 않는 PELD 내시경이다.

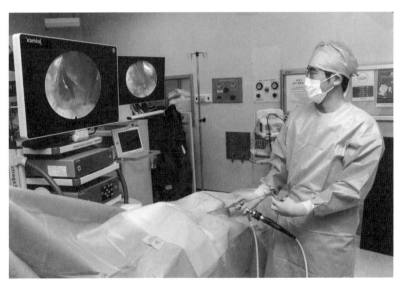

PELD 내시경: 환자가 엎드린 상태에서 피부에 부분마취를 하고 척추 내시경을 넣는다. 모니터 화면으로 확대된 영상을 보면서 안전하게 디스크를 제거한다.

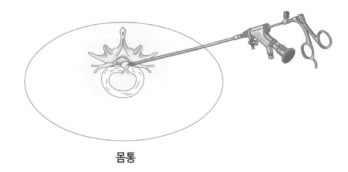

몸통

PELD 내시경 모식도: 척추 내시경은 피부, 추간공을 통과해 디스크 파열 부위에 도달한
다. 포셉을 이용해 튀어나온 디스크 조각을 제거한다.

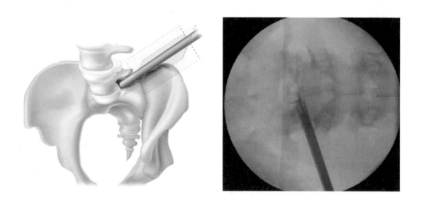

척추 내시경을 추간공으로 삽입한 후 포셉(우측 엑스레이 사진)을 벌려서 디스크를 제거
하고 있다.

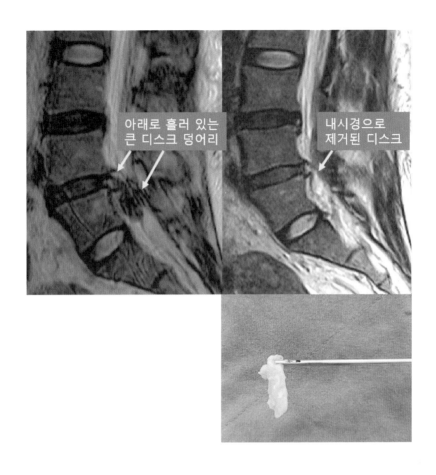

아래로 흘러 있는
큰 디스크 덩어리

내시경으로
제거된 디스크

아래로 흐른 디스크 덩어리를 PELD 내시경을 통해 포셉으로 제거했다. 큰 디스크 파편이
신경을 압박하고 있었다.

• PELD 척추 내시경은 시술인가요? 수술인가요?

시술과 수술을 마취 방법으로 구분한다. 시술은 부분마취, 수술은 전신마취를 한다. 또 다른 구분법으로 신체의 일부를 제거하면 수술, 안 하면 시술이라고 한다. 척추 내시경은 부분마취를 하고 디스크 파편을 제거하므로 시술도 되고 수술도 된다. 수술 효과를 내는 시술이다.

양방향 척추 내시경

허리 뒤에 두 개의 작은 피부 절개(3mm, 6mm)를 이용해 수술한다. 전신마취나 척추 마취가 필요하다. 고속 연마기를 사용하여 협착증 수술도 가능하다. 두 개의 구멍으로 다양한 수술 기구 사용이 가능한 것이 장점이다.

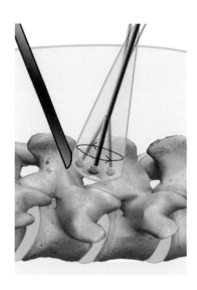

양방향 척추 내시경: 피부 절개 두 곳을 통해 한쪽으로는 척추 내시경을 넣어서 보고, 다른 쪽으로 기구를 넣어서 수술을 진행한다.

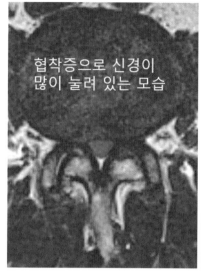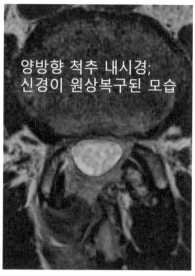

협착증으로 신경이
많이 눌려 있는 모습

양방향 척추 내시경;
신경이 원상복구된 모습

양방향 척추 내시경을 사용하면 척추협착증도 내시경으로 치료할 수 있다. 척추협착증으로 눌려 있던 신경(파란색)이 원래 크기(노란색)로 펴졌다.

PSLD 내시경

7mm 하나의 필부절개를 통해 수술을 진행한다. 양방향 척추 내시경과 마찬가지로 전신마취나 척추 마취가 필요하고, 협착증 치료도 가능하다.

양방향 vs PSLD 내시경

양방향이나 PSLD는 뼈를 갈아낼 수 있는 고속 연마기 사용이 가능하다. 기존의 현미경 수술과 똑같은 작업을 내시경으로 할 수 있게된 것이다.

양방향은 주로 정형외과 의사가, PSLD는 신경외과 의사가 많이 한다. '두 개의 절개로 조금 더 다양한 기구를 쓰느냐, 하나의 절개로 수술을 하느냐'가 두 수술법의 차이다. 척추 내시경으로 피부, 근육 손상을 적게 하면서 일반 수술과 비슷한 효과를 볼 수 있는 게 장점이다. 모든 수술이 그렇듯이 집도 의사의 숙련도가 중요하다.

• 언제 어떤 내시경을 하나요?

단순 디스크 탈출은 PELD 내시경으로 치료한다. 위아래로 흐른 디스크도 PELD가 가능하다. 딱딱한 디스크는 PELD를 하기 어렵다. 척추협착증이 동반되어 있거나 디스크가 위로 아주 많이 올라가 있는 경우에는 양방향이나 PSLD 내시경으로 치료한다.

이 세 가지 내시경을 다 잘하는 의사는 거의 없다. 사실 내시경을 할 줄 모르는 척추 외과의가 더 많을 것이다. 보통 한 가지 내시경을 주로 하는 의사를 만나게 될 것이다. 어떤 방법의 내시경을 쓰는 게 좋을까? 맞고 틀리고는 없다. 디스크를 안전하게, 깨끗하게, 재발하지 않게끔 제거하는 것이 중요하다. 이왕이면 피부 절개, 근육 손상도 적으면 금상첨화다. 환자마다 디스크의 위치, 협착증 동반 여부 등에 따라 좀 더 안전하고 수월한 방법이 있을 것이다. 환자 상황에 맞추어 특정 척추 내시경을 했을 때 안정성이 담보되면서 성공률도 충분히 높을 것인가에 대한 예상을 할 수 있으려면 많은 경험이 있어야 한다.

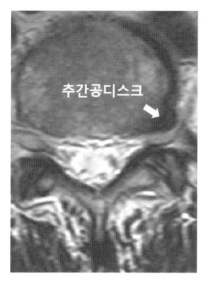
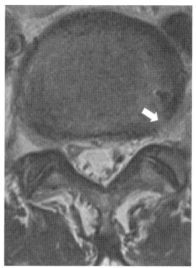

추간공디스크

내시경 전   PELD 내시경 후

극심통을 일으키는 추간공디스크도 척추 내시경으로 고칠 수 있다. 내시경 전 MRI 사진에서 까만 디스크가 튀어나와 있는데(화살표) 척추 내시경으로 제거하고 증상이 좋아졌다.

- ### 의사들의 질문; 왜 내시경을 하죠?

"왜 내시경을 하죠?" 이 질문을 환자가 하지는 않는다. 의사들에게서 듣는 말이다. 척추 내시경은 1990년대 개발되어 발전하고 있다. 하지만 아직도 학회장에서 '현미경 디스크 제거술이 표준 치료인데 왜 내시경을 하는가?'라는 질문을 받을 때가 있다. 왜 척추 내시경을 하는가에 대한 답은 '환자를 위해서'다. 적게 절개하고 통증도 적고, 회복도 빠르면 환자에게 좋지 않은가? 환자들은 이런 질문을 하지 않고 척추 내시경이 가능한 병원을 찾는다.

어깨 이야기를 잠시 해보겠다. 10년 전 어깨 수술 학회장에서도 비슷한 질문들이 오갔다. 5cm 절개 후 어깨근육을 봉합하면 간단하고 빨리 할 수 있는데 왜 관절경을 쓰는가? 10년이 지난 지금 그런 질문을 하는 의사는 없다. 이제 회전근개 봉합술은 관절경 수술이 표준이 되었다. 관절경으로 큰 절개를 했을 때와 똑같은 수술 결과를 얻을 수 있다.

척추 내시경 vs 현미경 수술; 내시경은 항상 좋은가?

척추 내시경은 항상 좋은가? 그렇지 않다. 척추 내시경이 안 되는 경우도 있다. 척추 내시경으로 해서 더 위험하고 수술이 어려워질 수 있다. 기술이 부족하면 신경 손상이 생길 수 있고 완전한 감압이 안 될 수 있다. 수술 시간이 더 걸릴 수도 있다. 이런 경우에는 현미경 수술을 해야 한다.

의학 교과서에는 'Gold standard'라든가 'Treatment of Choice'라는 문구가 자주 나온다. 어떤 병을 치료함에 있어 가장 신뢰도가 높고 기준이 되는 치료법을 뜻하는 말이다.

현재 허리디스크의 교과서적인 치료법은 '현미경 수술'이다. 지금까지 많은 자료들이 '현미경 수술이 안전하고 디스크 제거를 깔끔하게 할 수 있다'고 말하고 있다.

사실 PELD 내시경도 잘하면 현미경 수술보다 안전하다. 전신마취 상태에서는 수술 중 신경 손상이 있어도 바로 알기 어렵지만, 부분마취로 진행하는 PELD 내시경은 신경을 살짝 건드리기만 해도 환자가 반응하기 때문에 신경 손상 가능성이 적다.

척추 외과의라면 현미경 수술은 기본적으로 잘해야 한다. 거기다 척추 내시경은 추가의 고급기술이다. 기본기가 탄탄해야 척추 내시경도 잘할 수 있다. 산의 정상으로 올라갈 때 여러 길이 있을 것이다. 어떤 방법이든 정상에 도달해 목표를 달성하면 된다. 모든 코스의 장단점을 알고 환자에게 도움이 되는 길을 선택해 안전하게 정상까지 올라가면 좋을 것이다.

- **'신랑 행진'을 가능하게 하라!**

  어느 금요일 저녁, 정형외과 선배한테서 전화가 왔다. 디스크로 본인 병원에 입원해 있는 친구를 치료해달라는 부탁이었다. 신경 주사를 두 번이나 맞았지만 통증으로 서고 걷지를 못하는 상태였다. 환자는 이틀 뒤인 일요일에 결혼하는 신랑이었다. 현미경 수술로는 결혼식에 참석하지 못한다. 사진을 전달받고 서울로 오라고 했다. 보통 토요일에 수술을 하지는 않지만 PELD 내시경으로 디스크 조각을 제거했다. 부분마취로 30분 만에 시술은 끝났고 환자는 감쪽같이 좋아졌다. 그는 다음 날 힘찬 '신랑 행진'을 하며 결혼식을 무사히 마쳤다.

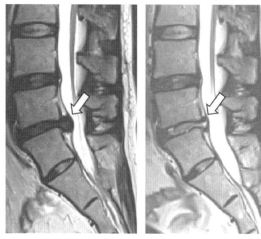

추간판 탈출증   PELD 내시경 후

좌측 MRI 사진에서 5-6번 요추 디스크가 튀어나와 신경을 압박하고 있다. 우측 사진에서 PELD 내시경을 통해 디스크 파편을 제거한 후에 신경압박이 풀린 것을 볼 수 있다.

젊은 환자들에게 더 유용한 척추 내시경

척추 내시경이 정말 유용한 경우는 젊은 환자들을 치료할 때다. 보통 50, 60대 남성은 척추협착증이 동반되어 있고 상처 크기도 유념치 않는 경우가 많아 현미경 수술을 더 많이 한다. 스무 살도 안 된 어린 환자들이 허리디스크로 병원에 오면 아무래도 신경이 더 쓰인다. 오랜 기간 아프지 않고 잘 지낼 수 있도록 한 번 더 생각을 하게 된다.

수능 전에 부모님이 수험생 자녀를 데리고 오는 경우가 종종 있다. 공부하느라 오래 앉아 있고 운동할 시간이 없어서 어린 학생들도 허리디스크가 생긴다. 허리디스크 통증으로 앉아 있기 힘들어 수능을 볼 수 없을 정도라는 남학생 가족이 왔다. 척추 내시경으로 치료 후 다음 날 퇴원했다. 몇 달 후 학생은 원하는 대학에 합격했다고 인사를 전했다.

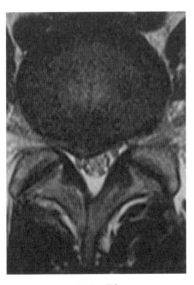 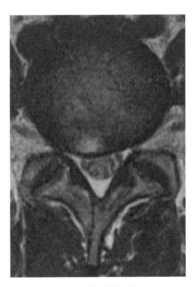

수술 전   PELD 내시경 후

열네 살 학생의 PELD 내시경 전/후 MRI 사진: 허리디스크로 앉아 있기 힘든 학생이 왔다. 근육, 뼈, 디스크의 손상을 최소화하면서 신경을 누르는 디스크 조각만 제거하였다.

외국 리그에서 활약하고 있는 20대 축구선수와 그의 아버지가 날 찾아왔다. 선수의 아버지는 정상 조직의 손상이 적고 재활이 빠른 척추 내시경에 대해 알아보고 오셨다. 환자는 척추 내시경 디스크 제거술 후 힘들었던 우측 다리 저림이 좋아졌고 다음 날 퇴원하였다. 현미경 수술로는 기대할 수 없는 빠른 회복이다. 디스크낭종으로 고생하던 여자 배구선수도 척추 내시경 치료 후 경기로 빠른 복귀가 가능했다.

척추 내시경으로 치료했던 기억에 남는 환자가 한 명 더 있다. 스무 살 간호대 여학생이었는데 수술 상처가 1cm로, 작은 PELD 내시경으로 치료했다. 5년 후, 선배 병원에 갔다가 누군가 인사를 해서 보니 그 여학생이었다. 이제는 간호사가 되어 선배 병원에서 일하고 있었다. 허리에 불편함 없이 잘 지내고 있다고 했다. 그렇게 만난 것이 신기했다.

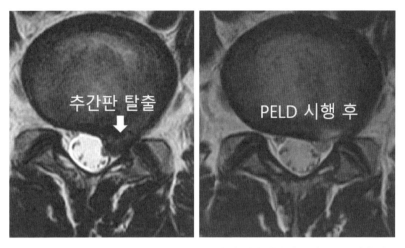

축구선수의 PELD 내시경 전/후 MRI 사진: 근육 손상 없이 터져 나온 디스크 조각만 제거했다.

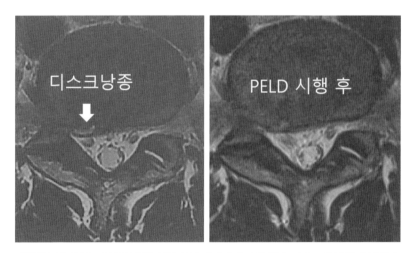

배구선수의 PELD 내시경 전/후 MRI 사진: 5번 요추-1번 천추 디스크에 낭종이 보인다. PELD 내시경이 약간 까다로운 위치이긴 하나 디스크낭종이 잘 제거되었다.

4
허리디스크 수술

허리 수술, 해야 할 땐 해야 한다

누구나 수술을 받기 싫어하지만 수술을 해야만 하는 상황이 있다. 추간판 절제술은 전신마취를 하고 3cm 피부 절개를 하는 비교적 간단한 수술이다. 디스크 수술은 미세 현미경을 사용한다. 적게 절개하고 간단하게 수술하기 위해 10배 정도 시야 확대가 되는 미세 현미경으로 빛을 비추고 본다. 작은 신경도 크게 보이니 안전하게 수술할 수 있다. 척추 내시경이 발달하고 있지만 디스크의 교과서적인 제거 방법은 미세 현미경 수술이고, 척추 외과의사는 기본적으로 현미경 수술에 능해야 한다. 교과서적인 치료라는 것은 검증된 치료법이란 뜻이다. 안전하고 수술 성공률이 높다.

전신마취를 하면 왠지 큰 수술처럼 느껴지고 회복하기 힘들 것 같아 꺼려진다. 하지만 전신마취의 장점도 있다. 우선 환자는 수술할 때 통증이 없다. 부분마취를 하는 내시경, 시술 등은 수술 중 약간의 통증을 느껴야 한다.

전신마취 상태에서는 신경을 당기거나 유착을 박리하는 등의 조작이 가능하다. 환자가 움직이지 않는 안전한 상태에서 하고자 하는 작업을 마무리할 수 있다. 현미경 수술의 성공률이 높은 이유다.

미세 현미경 수술로 거의 모든 척추 수술이 가능하다. 추간판 절제술, 척추협착증 수술, 종양 제거술에 미세 현미경을 사용한다. 위아래로 흘러 있는 디스크, 딱딱한 디스크도 제거할 수 있다. 경막 손상, 디스크 재발, 불완전 감압 등 척추 내시경으로 생길 수 있는 합병증도 미세 현미경으로 해결한다. 현미경 수술은 결과가 좋은 깔끔한 수술이다.

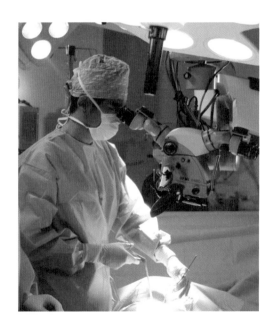

미세 현미경을 사용하면 작은 피부 절개 후 깊은 부위에 빛을 비추고 확대된 모습을 보면서 수술을 안전하게 할 수 있다.

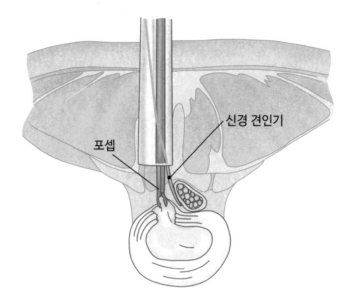

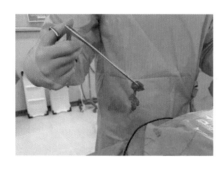

신경 견인기

포셉

추간판 절제술: 3cm보다 적게 피부를 절개하고 근육 손상을 최소화하면서 기구를 위치시킨다. 뼈와 뼈 사이 공간을 통해 신경관으로 들어간 후 신경을 기구로 안전하게 견인한다. 튀어나온 디스크를 확인한 후 포셉으로 잡아서 디스크 파편만 제거한다.

상당히 큰 디스크 파편을 포셉으로 제거하였다. 디스크를 잘라내는 것이 아니고, 신경을 누르고 있는 디스크 조각을 제거하여 척추신경을 원상복구하는 수술이다.

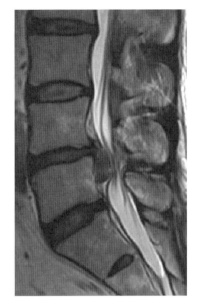 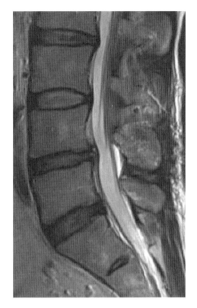

수술 전   수술 후

아래로 터져서 흐른 허리디스크를 수술로 제거하였다.

허리디스크 수술도 당일 퇴원이 가능하다

허리디스크 수술을 한 다음 보통 3일 후 퇴원한다. 요즘은 환자가 사정상 빨리 집에 가길 원할 때 당일이나 다음 날 퇴원도 가능하다. 미국은 아침에 와서 수술받고 오후에 퇴원하는 당일 수술센터가 꽤 있다. 당일 수술을 하려면 여러 여건이 맞아야 한다. 우선 피부 절개를 작게 하고 통증 조절을 잘해야 환자가 빨리 퇴원할 수 있다.

수술 시간도 짧아야 한다. 수술 숙련도가 중요하다. 수술 부위의 출혈도 줄여야 한다. 병동 간호팀의 역할도 중요하다. 병원과 2시간 이내의 거리로만 퇴원이 가능하며 퇴원 후 발생할 수 있는 상황과 대처 방법에 대해 교육을 받아야 한다. 숙련된 간호사가 24시간 전화를 받고 조치를 취할 수 있는 시스템이 있어야 하고 문제가 있을 경우 바로 재입원이 가능해야 한다. 숙련된 의료진의 역량이 모여 척추 수술의 정점을 찍는 것이 디스크 당일 수술이다.

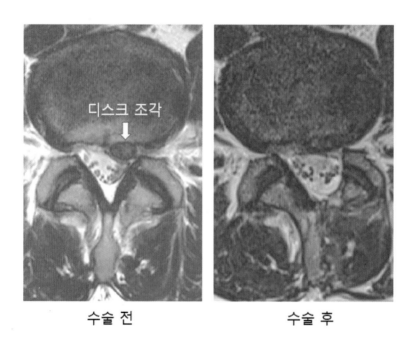

수술 전 MRI 사진에서 디스크 조각이 신경을 누르고 있다. 현미경 수술로 디스크 조각을 제거하였다.

수술 기구의 중요성

'고수는 장비 탓을 하지 않는다'고 하지만 수술하는 의사에게는 해당되지 않는다. 다양하고 좋은 수술 기구가 있어야 수술을 빨리 안전하게 마치고 좋은 결과를 얻을 수 있다. 이쑤시개처럼 얇은 수술 기구가 하나 더 있고 없는지가 수술에 많은 영향을 끼친다.

나는 척추 수술 시 레이저를 사용한다. 미세 현미경에는 씨오투CO_2 레이저, 내시경에는 홀미엄Holmium 레이저를 사용한다. 레이저는 수술을 안전하고 정밀하게 할 수 있게 도와준다. 현미경에 레이저를 달면 수술이 훨씬 쉬워진다. 레이저는 디스크를 기화시킨다. 좁은 공간에서 정교한 조작이 가능하고 뼈도 제거할 수 있다. 척추 내시경에서도 레이저는 수술을 안전하고 깔끔하게 끝내는 데 중요한 도구다.

전신마취 vs 국소마취

허리디스크 치료 시 미세 현미경, 척추 내시경, 두 방법 모두 가능한 경우가 있다. 두 치료의 장단점을 설명하고 환자와 상의한다. 모든 환자가 척추 내시경을 원할 것이라고 생각하겠지만 그렇지 않은 경우도 있다. 미세 현미경 수술도 3cm 절개로 당일 퇴원이 가능한 간단한 수술이다. 시술 중 느껴질 통증이 싫어 전신마취를 원하는 환자도 있다.

40대 여자 환자가 심한 허리디스크 통증으로 병원을 찾았다. MRI, CT를 보니 미세 현미경, 척추 내시경 둘 다 가능한 상태였다. 주사 공포증이 있어 부분마취로 통증을 느낄 수 있는 척추 내시경을 두려워했다. 척추 내시경통을 넣는 과정과 유착된 디스크를 제거할 때 아플 수 있다. 환자는 현미경 수술을 원했고 전신마취로 수술을 마쳤다. 마취가 깨고 나서 수술 부위 통증은 있었지만, 다음 날 편안한 상태로 보행이 가능했다.

극심통으로 엎드린 자세를 유지할 수 없는 환자도 전신마취 미세 현미경 수술을 하는 것이 좋다. 허리디스크가 심하면 앉아 있기도 힘든 경우가 있다. 척추 내시경을 하려면 엎드린 자세를 30분 이상 유지해야 한다. 깨어 있는 상태에서 엎드리지 못하는 환자는 어쩔 수 없이 전신마취 수술을 해야 한다.

병원에 아랍 환자들도 많이 오는데 이분들은 통증이 느껴지는 치료를 싫어한다. 시술도 전신마취를 해달라고 하거나 아예 효과가 확실한 수술을 더 선호한다. 한국 환자들은 전신마취가 안 좋다고 생각하고 간단한 국소마취와 시술을 선호한다. 시술 시 통증을 잘 참는다. 어떤 마취를 하느냐보다는 어떤 치료법이 결과가 좋을지가 중요하다고 생각한다.

완전히 낫는 수술, 증상이 남는 비수술 치료

비수술 치료를 해볼 만큼 해보고 증상이 재발한 환자는 수술을 하길 원한다. 오랜 기간 신경차단술 수차례, 신경성형술 시술까지 받았지만 그때뿐이고 다시 아프니 제대로 고쳐야겠다는 생각이 든다. 비수술 치료는 증상이 재발할 수 있고, 수술적 치료는 근본적으로 병을 고쳐 완전히 낫는 것이 가능하다.

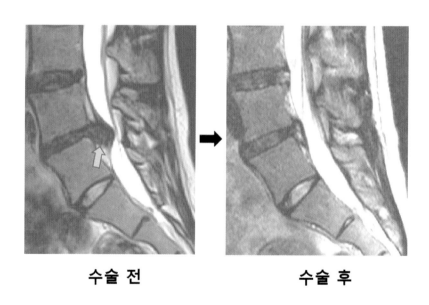

수술 전　　　　　　　　　수술 후

튀어나온 디스크(노란색 화살표)를 수술로 제거하였다. 환자의 통증도 좋아졌다.

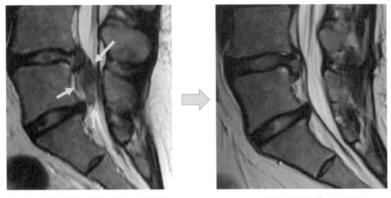

아래로 흘러내린 터진 디스크 덩어리　　　**미세 현미경을 사용하여
디스크 조각을 제거함**

'ㄱ'자 모양으로 아래로 흘러내린 디스크(노란색 화살표)를 제거하였다. 발목이 안 움직이는 마비가 수술 후 호전되었다.

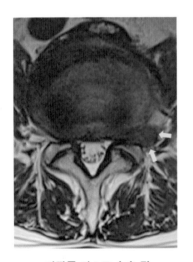
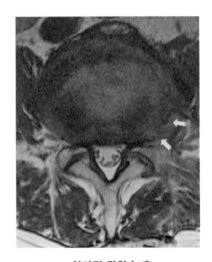

바깥쪽 디스크 수술 전　　　**현미경 감압술 후**

신경이 나가는 바깥쪽 디스크는 극심통을 유발한다. 현미경 감압술로 바깥쪽 디스크를 제거하였다.

척추 외과의

나는 척추 질환을 치료한다. 디스크 증상이 좋아지게끔 시간을 두고 신경차단술, 약물 치료를 한다. 수술이 필요한 경우에는 수술을 설명하고 집도한다. 내가 가장 잘할 수 있는 주전공이 척추 수술이다. 수술을 받아야 하는 환자는 불안하다. 사람이 하는 일에 100%는 없다. 최선을 다해 수술하지만 간혹 감염, 다른 내과적 질환, 신경 손상, 디스크 재발 등의 문제가 생기기도 한다. 수술이 필요할 때 자신 있게 수술을 권유할 수 있는 것은 안 좋은 일이 일어날 확률이 적고, 합병증들을 해결할 수 있기 때문이다. 이는 경험과 실력에 대한 믿음이 있고 병원의 시스템이 받쳐주면 가능하다. 그래도 항상 겸손하고 솔직해야 한다. 칼의 무게는 무겁다.

5
허리는 수술하지 말라던데

수술해야 한다고 하면 환자들은 종종 "허리는 수술하지 말라던데요?"라고 말한다. 그만큼 허리가 중요하고 또 척추 수술이 두렵다는 뜻이다. 신경을 다루는 수술이다 보니 혹여나 잘못되면 마비 등의 합병증이 생길 수 있다. 주변에서 "수술하고도 계속 아프다"고 말하는 사람도 있다. 허리디스크가 자연히 좋아지는 것도 "허리는 수술하지 말라던데요?"라는 말이 생긴 이유일 것이다. "어느 병원에서 수술하라고 했는데 참고 버텼더니 좋아졌어"라는 말도 간혹 들린다. 디스크는 시간이 지나면 좋아지기도 하므로 너무 이른 시기에 수술을 결정하지 않는 게 맞다. 석 달 정도 참아가며 병원에서 비수술적 치료를 받는 편이 좋다. 해보고 안 될 때 수술을 하면 된다. 허리디스크는 10명 중 8명이 수술 없이 좋아진다. 이 말의 숨은 뜻은 '2명은 수술을 받는다'는 것이다. 내가 8명 안에 들어가면 좋지만 못 들어갈 수도 있는 거다. 척추 수술은 최후의 수단은 맞지만 수술을 받아야 할 수도 있는 거고 그렇게 비장할 필요도 없다.

비수술 병원, 한방 병원의 '척추는 수술 없이'라는 광고 문구도 효과적이었다. 하지만 아무리 척추 수술이 두렵고 주변에서 하면 안 된다는 말을 듣더라도 발에 힘이 빠지고 대소변 장애가 생겼다면 수술을 해야 한다. 환자에게 충분히 설명을 했는데도 "내가 아는 (옆집) 누가 허리는 수술하지 말라던데요."라고 하면 힘이 빠진다.

허리디스크 수술을 꼭 해야 하는 두 가지 상황

첫째, 마비가 발생하면 수술을 받아야 한다. 주로 발가락이나 발목이 안 움직인다. 다리에 힘이 없어서 넘어질 것 같다든가, 까치발이나 뒤꿈치로 걷지 못한다. 마비는 그만큼 신경이 많이 눌렸고 손상이 진행된 것을 의미한다. 조금이라도 빨리 신경 눌림을 풀어줘야 근육 힘이 돌아올 확률이 높아진다.

발이 위로 안 올라오는 디스크 환자가 왔다. 걸을 때 절룩이고, 보도블록에 발이 걸린다. MRI를 찍어보니 튀어나온 디스크가 신경을 심하게 누르고 있었다. 수술을 바로 하더라도 발목 힘이 돌아온다고 장담할 수 없다. 손상된 신경은 천천히 회복되고 허리부터 발끝까지 신경이 회복되려면 시간이 오래 걸린다. 발 저림, 작열통 등의 후유증이 남을 수도 있다.

상황이 나쁘지만 수술을 하면 희망이 생기는 것이고 안 하면 희망이 없다. 디스크가 신경 손상 및 근육 퇴축을 일으키고 있는데 수술을 망설일 필요가 없다. 누구도 절룩거리면서 살고 싶지 않을 것이다. 마비가 있을 때는 하루라도 빨리 수술받고 재활 운동을 해야 한다.

수술이 필요한 두 번째 상황은 여러 치료를 했음에도 통증, 불편함으로 일상생활을 하기 힘들 때다. 허리디스크가 아무리 크게 터졌어도 증상이 없으면 수술을 안 해도 되지만, 디스크 크기가 작더라도 통증이 심하면 치료의 대상이 된다. 약, 신경차단술, 신경성형술까지 했는데도 불편하다면 척추 내시경이나 수술로 통증의 원인인 디스크 조각을 제거해야 한다.

극심통이 있을 때는 바로 수술을 하기도 한다. 진료실에 환자가 들것에 실려왔다. 너무 아파서 걷지도 못하고 구급차를 불러서 왔다. 당장 앉지도 못하고 집 밖을 나갈 수 없으니 출근도 못 한다. 입원하여 신경차단술을 했지만 여전히 통증은 너무나 심하다. 밤에 잠도 못 잔다. 환자는 당장 수술을 해달라 한다. 환자는 수술받고 그날 저녁에 바로 걸었다.

이 정도 극심통은 아니더라도 "세수할 때 허리를 숙이기 힘들다", "오래 앉아 있지 못하겠다", "앉아 있으면 안절부절못하고 다리가 저리다", "걸으면 다리가 당긴다" 등의 불편함이 계속된다면 수술을 생각해봐야 한다. 원래 하던 생활, 운동을 다시 할 수 있도록 하는 게 수술의 목표다.

수술해야겠네요

수술 상담을 받고자 많은 분들이 진료실을 찾는다. 여러 병원에서 치료를 했으나 효과가 없어 수술할 생각으로 찾아오기도 하고, 환자는 거동이 불편해 다른 병원에 입원해 있고 보호자만 수술 상담을 위해 방문하기도 한다.

내가 비수술 치료를 했지만 효과가 없어서 수술 설명을 해야 하는 경우도 있다. 신경차단술을 여러 번 했는데도 증상 호전이 없어 "주사는 이제 효과가 없으니 수술로 고쳐야 한다"라고 하면 환자는 놀란다. 비교적 간단한 수술이라 해도 겁이 날 수 있다.

마비가 아니라 통증의 문제라면 수술을 받고 안 받고는 환자의 결정에 따른다. 환자가 지낼 만하면 수술 없이 기다려보는 거고, 통증이 좋아지지 않고 일상생활의 불편함이 크면 수술을 한다. 심사숙고해야 하지만 너무 망설일 필요도 없다. 허리디스크 수술은 6개월 이상 통증을 참고 지낼 만큼 위험한 수술이 아니다.

• 수술받기 싫어서 3년을 참았어요

40대 남자 환자가 진료실 의자에 앉았다. 3년 전 허리디스크 진단을 받았다. 당시 MRI를 보니 튀어나온 디스크가 매우 컸다. 여러 차례 신경차단술을 받았고 처음의 극심통에서 반 정도 통증이 좋아졌다. 이후 일상생활에 지장은 있었지만 참고 버티면서 직장생활을 했다.

여러 병원을 다니면서 주사, 침, 한방치료 모두 받아봤고 수술하라는 권유도 받았지만 버텼다. 현재 증상은 의자에 앉으면 다리가 저려서 30분 이상 앉아 있기 힘들고, 아침에 일어나서 세수할 때 허리를 숙이는 게 힘들었다. 좋아하던 배드민턴 동호회 활동은 접었다. 3년이 지난 현재 MRI상 디스크의 크기는 변하지 않았다. 이제는 수술을 받는 것이 좋겠다고 설명했지만 그는 수술을 원하지 않았다. 배드민턴을 못 하는 게 아쉽지만, 수술은 싫으니 더 버텨보겠다며 진료실을 나섰다. 환자의 선택이지만 안타까웠다.

오랫동안 수술을 미뤄온 환자들에게 "간단한 수술이니 괜찮다"고 설명하면 수술을 받아들이기도 한다. 환자들은 수술받은 다음 날이나 한 달 뒤 외래에 와서 "이렇게 쉽게 좋아질 수 있는데 왜 그렇게 참고 살았는지 후회가 된다. 미련했다."라고들 말한다.

앞의 환자처럼 마비나 해결이 안 되는 통증이어서 수술을 설명했음에도 결정을 못 내리고 집으로 돌아가는 경우가 종종 있다. 처음에는 이들이 안타까웠지만 이제는 다르게 생각하려 한다. 수술을 안하고 지낼 만하니 수술을 받지 않는 것이다. 시간이 좀 더 지나서 증상이 좋아질 수도 있다. 발가락을 올리는 힘이 약간 떨어진 것 정도는 감수하고 살 수도 있다. MRI상 디스크가 신경을 심하게 누르고 있어도 통증의 민감도는 환자마다 다르고 참을성도 차이가 있을 것이다. 물론 좀 더 편하게 살 수 있지만 결국 환자의 선택이다.

안되는 데 계속 돈 쓰지 말자

스테로이드 주사 10회, 프롤로 주사 20회를 맞고 오는 환자분들이 있다. 스테로이드 주사는 많이 맞으면 부작용이 있을 수 있다. 프롤로 주사는 근육통 치료 주사지 신경, 디스크 치료와 관련이 없다. 한방 병원에서 추나요법, 한약 치료도 많이 받는다. 여러 비수술적 치료를 해볼 수 있지만 너무 많은 돈과 시간을 쓰긴 아깝다. 한두 번 해서 효과가 없다면 다른 치료를 고려해야 한다.

주변에 수술받고 결과가 안 좋은 분이 있어요

척추 수술이 잘못되면 정말 괴롭다. 신경 손상으로 마비가 생기고, 재발이나 염증으로 수술을 여러 번 받을 수 있다. 척추유합술 후 골다공증으로 뼈가 무너질 수도 있다. 의사는 안 좋은 일이 생기지 않도록 최선을 다한다. 척추 수술 합병증의 발생 가능성은 보통 1% 미만이다. 수술 위험도가 과하게 부각되는 것도 바람직하지 않다.

큰 수술일수록 합병증 발생 가능성이 높지만 단순 디스크 수술은 비교적 안전하다. 미세 현미경 추간판 절제술을 받은 환자들은 대부분 정상인으로 잘 산다. 디스크 수술을 받고도 안 좋은 경우는 예전 수술법 때문일 수 있다. 요새 미세 현미경 수술은 3cm 피부 절개면 되는데 이전에는 5~10cm 피부 절개를 했고, 나사못을 넣는 경우도 있었다. 지금도 재발 디스크나 바깥쪽 디스크를 척추유합술로 고치는 병원이 많다. 척추유합술은 수술이 크다. 고정한 위아래 마디의 퇴행성 변화로 10년 뒤 또 수술을 받아야 할 수 있다.

* 척추 수술에 대한 단상

수술을 안 하고 싶은 환자의 마음은 당연하다. 불필요한 수술을 이윤 때문에 권유하는 비양심적인 의사는 없어져야 한다. 전문가로서의 신뢰 회복이 필요하다. "비수술 치료로 다 고칠 수 있다", "허리는 절대 수술받지 말아라"라는 비수술 전문가들이 많다. 그 말이 맞다면 척추외과는 존재할 필요가 없다. 수술이 그렇게 나쁘다면 대학병원에 척추외과나 더 나아가 암 수술하는 외과의들도 없어져야 한다. "허리는 절대 수술받지 말아라"라는 전문가들도 나중에 본인이 수술을 받아야 하는 상황이 온다면 의학과 과학을 부정하지 못하리라 생각한다. 수술이 필요한지 제대로 결정할 수 있는 사람은 척추 외과의다. 모든 허리디스크 환자가 운동, 체조, 마사지, 한약, 침, 시술, 참고 버티는 것만으로 좋아질 수 없다.

6
수술 전 질문들

허리디스크 수술하면 재발하지 않나요?

허리디스크 수술을 해야 한다고 설명하면 환자들 대다수가 재발하지 않는지 묻는다. 수술 후 디스크가 재발할 확률은 5% 미만이다. 터져 나온 디스크 조각은 수술로 제거되지만 본래의 디스크는 95% 이상 남아 있다. 디스크가 재발하는 이유는 남아 있는 디스크 본체도 건강하지 않기 때문이다. 탈출 가능성 있는 십여 개의 디스크 조각이 본체 안에 남아 있다. 아물지 않은 섬유륜 파열 부위로 다른 디스크 조각이 튀어나올 수 있다. 섬유륜의 찢어진 부위는 수술 후 석 달 정도 지나야 아문다. 이 기간 동안 조심하면 재발 확률을 현저히 줄일 수 있다. 수술 후 한 달간 허리 숙이기, 무거운 것 들기를 하지 말아야 한다. 허리에 힘을 주는 심한 운동, 숙이고 자전거 타기, 뛰기 등은 수술하고 3개월 정도 지나서 해야 한다. 간단한 허리 숙이기는 정상 생활로의 복귀를 위해 한 달 후부터 시작한다.

수술 후 디스크가 재발했다고 해서 상황이 매우 나쁜 것은 아니다. 신경이 손상되거나 후유증이 남는 것도 아니다. 암 재발같이 무서운 상황이 아니다. 작은 크기의 디스크 재발은 신경차단술로 좋아진다. 신경차단술에 효과가 없으면 다시 척추 내시경이나 수술을 한다. 전신마취, 수술을 한 번 더 해야 하는 불편함과 수고스러움이 있지만 재발이 무서워서 처음부터 수술을 피하는 것은 옳지 않다. 건강한 일반인도 누구나 디스크가 터질 수 있다. 사람이 할 수 있는 일과 할 수 없는 일을 구분해야 한다. 디스크 수술 후 재발하지 않도록 주의하는 게 사람이 할 수 있는 일이고, 디스크로 통증이 심한데 재발 걱정으로 수술을 망설이는 것은 기우다.

허리디스크를 제거하고 나면 빈 공간은 어떻게 되나요?

이 또한 환자들이 종종 하는 질문이다. 왠지 중요한 구조물인 디스크를 제거한다니 또는 긁어낸다니, 빈 공간은 어떻게 되는지 무엇을 다시 넣지는 않는지 궁금해한다. 추간판 탈출증은 디스크 본체의 5% 정도 되는 작은 조각이 신경관 쪽으로 튀어나온 병이다. 원래 없어야 할 공간에서 민폐를 끼치고 있는 디스크 조각을 제거하는 것이므로 당연히 뽑아낸 공간에 뭘 채우지는 않는다. 디스크 조각이 빠지고 나면 신경이 원래 모양인 원형으로 퍼진다. 디스크에게 빼앗겼던 공간을 신경이 수복하는 것이다.

빠져나온 허리디스크를 제거하고 나면 원래 디스크는 어떻게 되나요?

본래의 디스크에서 5% 미만의 얼마 되지 않는 디스크 조각이 빠져나간 것이므로 살아가는 데 아무 지장이 없다. 다만 디스크 탈출은 디스크 손상을 의미하므로 허리 건강에 신경을 써야 한다. 체중을 감량하고 코어근육도 단련해야 한다.

가끔 '디스크 부족증'이라 해서 수술한 디스크의 높이가 내려앉고 허리 통증이 심한 환자가 있다. 의자에 앉아 있으면 불편해서 안절부절못하고 평상시에도 허리가 아파서 생활하기가 힘들다. 이런 경우에는 '척추유합술'이나 '인공디스크 치환술'을 고려한다.

완치가 되나요?

완전한 치료라…… 대답하기 까다로운 질문이다. '증상 재발이 없느냐'의 의미라면 완치가 된다. 하지만 수술을 해도 젊었을 때의 건강한 허리디스크로 돌아가는 것은 아니다. 퇴행성 디스크로 허리가 아플 수도 있고, 신경이 오랫동안 눌린 탓에 수술 후에도 저린 증상이 남을 수 있다. 수술 후 다리 저림이나 무감각함은 시간을 두고 회복된다.

"완치되나요?"라는 질문을 받으면 수술 전 불안한 환자의 마음을 고려해 "좋아집니다."라고 하는 게 맞는 것 같다. 디스크 수술한 환자 대부분은 정상인으로 잘 산다.

간단한 수술이죠?

환자는 수술이 무섭기에 이 질문을 해서 확인을 받고 싶어한다. 일반 디스크 수술은 안전하고 수술 결과도 좋기에 "간단한 수술입니다."라고 말씀드린다. 하지만 모든 디스크 수술이 간단하지만은 않다. 이전 수술 후 재발된 디스크는 유착 때문에 수술이 훨씬 어렵다. 디스크가 터진 지 오래되고 신경 가운데에 박혀 있는 경우도 일반적인 디스크보다 수술이 어렵다. 객관적으로 어려운 수술도 내가 잘 할 수 있으면 간단한 수술이 된다.

척추 내시경도 1cm의 작은 상처로 병을 고치니 간단한 수술이다. 하지만 척추 내시경 수술 기술이 간단한 것은 아니다. 신경을 다치지 않게, 디스크를 확실하게 뽑아내는 고급 기술이며 많은 수련이 필요하다. 환자에게 간단한 수술과 수술 기술이 간단한 것은 다르다.

허리디스크 수술 성공률은 얼마나 되나요?

수술이 성공했다는 것은 합병증 없이 통증이 꽤 많이 좋아졌고 일상생활로의 복귀가 잘 되는 것을 말한다. 발생 가능한 합병증으로는 디스크가 완전히 제거되지 않아 증상이 남을 수 있고, 수술 중 신경 손상, 감염, 디스크 재발이 있다. 이로 인해 재수술을 해야 한다면 수술이 실패했다고 본다.

수술 잘하는 의사의 수술 성공률은 98% 이상이다. 하지만 1%의 확률도 나한테 생기면 100%다. 꼼꼼하고 올바른 수술 전 계획, 숙련된 수술 기술과 집중력이 더해져야 최고의 결과를 낼 수 있다.

수술하면 퇴원은 언제 하나요?

보통 수술하고 3일 정도 후에 퇴원한다. 입원 기간 동안 통증 조절 및 항생제 주사, 상처 소독을 한다. 수술 상처 및 피검사 결과가 괜찮고 통증도 좋아졌다면 퇴원이 가능하다.

7
퇴원 후 관리

수술 후 가장 걱정되는 것은 염증이다. 수술 부위의 따뜻한 느낌, 열감, 식은땀, 오한, 고열 등이 염증의 증상이다. 2주가 지나기 전에 상처 부위를 긁거나 손으로 만지지 않는다. 상처가 제대로 아물지 않으면 피가 배어 나온다. 상처에 붙여놓은 거즈가 피로 젖으면 곁에 있던 균이 상처 안으로 들어갈 수 있으므로 젖은 거즈를 바로 갈아준다. '헛.수.고(허리로 물건 들기, 숙여서 일하기, 오랫동안 앉아 있기)'는 수술하고 한 달 이내에는 하지 않는 것이 좋다.

실밥은 언제 뽑나요?

수술 상처는 7~10일 정도면 아문다. 수술 후 7일 정도에도 실밥을 뽑을 수 있다. 실밥 제거 후 살이 벌어지지 않는 테이프(스테리 스트립steri strip)를 붙이기도 한다. 이 테이프는 자연히 떨어질 때까지 둔다. 안전하게는 실밥을 2주째 뽑는다. 상처에서 진물, 고름, 피는 안 나오는지, 벌어진 곳은 없는지 확인한다. 소독은 정상적인 상황에서는 이삼일에 한 번씩 한다.

실밥을 뽑으면 다음 날부터 샤워해도 되고 목욕은 일주일 후에 가능하다. 실밥을 뽑은 후에는 소독하거나 거즈를 붙일 필요가 없다. 흉터를 줄이는 연고도 있으니 병원, 약국에 문의한다. 3개월 정도 지났는데 흉이 마음에 들지 않는다면 피부과에서 추가 치료도 가능하다.

직장 복귀는 언제 가능한가요?

빠르면 2주, 안전하게는 한 달 후에 가능하다. 육체노동 없이 근무 시간 조절이 가능하면 수술 일주일 후에도 출근할 수 있다. 걷기는 수술받은 날 저녁부터 바로 가능하다. 디스크 병이 좋아졌으니 수술 전보다 편하게 걸을 수 있다. 다만 수술 부위 통증과 디스크 재발 확률을 줄이기 위해 출근을 어느 정도 늦추는 것이 좋다. 장시간 앉아 있는 직업이라면 중간중간 일어서거나 스탠딩 책상을 사용하면 좋다.

수술 후 운전은 언제부터 할 수 있나요?

운전은 약 2주 후에 하는 것이 안전하다. 연구 결과로 미루어 볼 때 페달을 밟는 반응 속도는 수술받기 전보다 수술받은 직후에 더 좋아진다. 수술 전에는 다리가 저리고 불편해서 오히려 브레이크 밟는 반응 속도가 느린데 수술 후 그 부분이 더 좋아지는 것이다. 그래도 상처 부위 통증이나 잔여 신경통 등으로 운전 중 위험 상황이 발생할 수 있으므로 2주간은 운전을 하지 않는다.

수술받고 퇴원 날, 버스나 차를 타고 간다면 좌석을 뒤로 눕혀 가는 것이 좋다. 앉기보다 눕는 자세가 허리에 무리가 덜 간다. 또한 회복 상태에 따라 다르지만 한 달 정도 지난 후 장시간 비행을 시도한다. 누워 갈 수 있으면 일주일 안에도 비행기 탑승이 가능하다.

허리 보호대는 얼마나 착용해야 하나요?

허리 보호대는 몸통을 고정하여 통증을 줄이고 무리가 덜 가게 한다. 구부리거나 힘이 들어가는 동작을 막아 디스크 재발을 줄인다. 누워 있을 때는 착용할 필요가 없고 서고 걸을 때 착용한다. 맨살에 닿는 게 따갑다면 옷 위에다 착용해도 된다. 샤워할 때는 당연히 벗는다. 샤워하면서 허리가 괜찮은지 돌려보거나 숙이지 않도록 한다. 디스크 수술 후에는 2~4주간 허리 보호대를 착용한다. 척추유합술은 보통 3개월간 착용한다. 나이가 많아 뼈 붙는 속도가 느리거나 골다공증으로 뼈 상태가 좋지 않으면 더 오래 착용하기도 한다.

허리 보호대는 어떻게 착용하나요?

누웠다 일어나는 동작이 가장 허리에 무리가 가고 디스크 재발도 될 수 있다. 허리 보호대는 누운 상태에서 착용하고 일어나는 것이 좋다. 누워서 허리를 살짝 들고 보호대를 밀어 넣어 착용한다. 매번 이렇게 하기는 힘든데, '통나무 구르기' 방법으로 앉거나 서서 보호대를 착용할 수 있다. 통나무처럼 일자로 몸을 굴려서 허리를 최대한 안 움직이는 방법이다.

허리 보호대를 차면 편한데 계속 착용해도 되나요?

수술 후 몇 개월이 지났는데도 허리 보호대를 계속 차는 것은 좋지 않다. 허리 보호대가 허리근육의 발달을 막기 때문이다. 걸으면서 안쪽 근육인 코어근육이 발달하는데 보호대에 의지하다 보면 근육이 안 생긴다. 허리 보호대 없이 못 지내게 되는 것이다. 습관적으로 보호대를 착용하지 말고 보호대 없이 걷도록 한다.

무거운 것을 들거나, 오래 서 있거나, 먼 거리를 움직여야 할 때는 허리 보호대를 일시적으로 착용해도 된다. 허리를 삐어서 아플 때도 통증이 좋아질 때까지 착용할 수 있다.

수술 후 운동은 언제부터 가능한가요?; 뻐근함과 통증의 차이

수술하고 한 달 이내에는 한 시간 이상 걷지 않도록 한다. 초반에는 30분 정도가 적당하다. 한 달 후부터 걷는 시간과 속도를 점차 늘린다. 뛰기보다는 빨리 걷기가 좋고 경사보다는 평지가 좋다.

허리 스트레칭과 근력운동도 시작한다. 어떤 운동이든 점진적으로 늘려가는데 운동을 할 때나 하고 나서 아프다면 운동 방법, 자세를 확인하고 운동량을 줄여야 한다. 통증이 좋아지면 다시 점진적으로 운동량을 늘려간다. 운동을 하면서 근육의 뻐근함은 괜찮지만 찌르는 통증은 안 좋다. 뻐근함과 통증을 구분해야 한다.

침대에서 일어나 앉는 법; 통나무 구르기

삐끗해서 허리 통증이 심하거나 허리 수술을 받은 사람은 통증 때문에 침대에서 일어나기 힘들다. 윗몸 일으키기 하는 것처럼 반동을 주면서 일어나면 디스크가 재발할 수 있다.

침대에서 일어날 때 통나무 구르기 방법을 이용한다. 하늘 보고 누운 상태에서 발을 몸쪽으로 당겨 무릎을 세운다. 몸을 돌려 옆으로 누우면 무릎이 침대 바깥으로 나오게 된다.

두 다리를 내리고 아래에 깔린 팔꿈치로 지지하면서 몸을 세운다. 다리가 내려가는 중력의 힘과 팔꿈치로 미는 힘으로 몸을 손쉽게 세울 수 있다. 위쪽 손으로는 일어날 때 침대를 민다. 허리를 일자로 유지하면서 앉는다. 이렇게 앉은 다음 침대에서 일어난다.

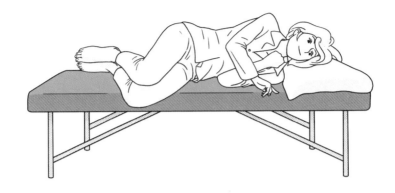

통나무 구르기: 허리 수술을 받은 환자들에게 교육하는 방법이다. 하늘을 보고 누운 자세에서 무릎을 세우고 통나무 구르듯이 옆으로 돌아눕는다. 무릎이 침대 밖으로 나와서 발을 내리기 용이해진다. 위쪽 팔을 몸 앞으로 옮겨 침대를 짚는다.

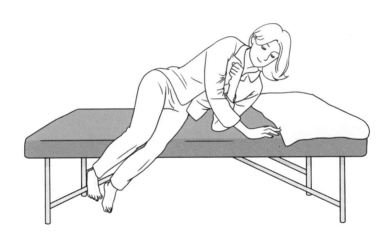

침대에서 일어나 앉기: 두 다리를 내리면서 아래에 깔린 팔꿈치로 침대를 민다. 발이 내려가는 중력과 팔꿈치의 적절한 사용, 위쪽 손으로 침대를 미는 것으로 쉽게 몸을 세울 수 있다. 허리는 숙이거나 돌리지 않아 무리가 가지 않게 한다. 앉은 자세에서 천천히 침대에서 일어난다.

식사

먹는 것은 아무거나 다 먹어도 된다. 허리 수술 후 기력 회복을 위해 본인이 좋아하는 음식 위주로 많이 먹는다. 고기, 생선 등 단백질을 섭취한다. 몸이 어느 정도 회복되었다면 식단 조절과 운동으로 살을 빼야 한다.

술, 담배

담배는 디스크, 수술 상처 회복에 좋지 않다. 얇은 모세 혈관을 통해 확산 방식으로 디스크는 영양을 공급받는다. 담배를 피우면 모세 혈관도 수축되고 디스크 및 상처 부위도 잘 아물지 않는다. 수술 후 한 달까지는 금연해야 염증을 줄일 수 있다. 척추유합술을 받은 경우에는 뼈가 붙지 않는 불유합으로 오랫동안 고생할 수 있으므로 3개월간 금연한다. 술은 조금이라면 바로 마셔도 된다. 다만 너무 많이 마시면 통증을 못 느끼고 허리에 무리를 주는 행동을 할 수 있으므로 적당량만 마신다.

성관계는 언제부터 가능한가요?

빠르면 2주에서 안전하게는 6주 후부터 가능하다. 성관계를 하고 나서 허리가 아프지 않으면 괜찮은 거다. 허리에 무리가 가지 않도록 환자가 위를 보고 눕거나 옆으로 하는 자세가 좋다. 엉덩이나 허리에 베개를 받쳐본다. 허리를 꼬거나 너무 많이 구부리고 펴는 자세는 안 좋다. 가급적 부드럽게 하고 몸무게를 많이 싣지 않는다.

수술했는데도 다리가 계속 저려요

수술 후에도 발 저림이나 무딘 감각이 계속 있을 수 있다. 수술로 디스크를 깔끔하게 제거해도 신경이 오랫동안 눌렸으면 잔여통 등의 후유증이 남는다. 다리에 시린 느낌이 들고 전기 쏘는 듯한 불편함, 발이 내 살 같지 않은 느낌, 모래, 자갈 위를 걷는 느낌이 신경이 오랫동안 눌렸을 때의 증상이다. 수술했는데도 다리가 저리다면 추가적인 신경차단술이나 다리 저림을 낮게 하는 약을 처방한다. 신경이 회복되길 기다려야 한다. 결국 세월이 약이다.

디스크는 3개월이 지나면 더 이상 흡수되지 않는다. 증상 발생 3개월 후의 불편함은 지속될 가능성이 많으므로 적당한 때 수술을 받는 것이 좋다. 똑같이 수술했는데 누구는 좋고, 나는 후유증이 남는다면 억울할 것이다. 적절한 시기에 수술받으면 제일 좋고, 늦었더라도 지금이 가장 빠르다. 늦게 수술하고 잔여통이 남더라도 너무 아팠던 증상의 80%는 바로 좋아진다.

수술 후 허리가 아파요

허리 수술 후 대부분 괜찮지만 허리가 뻐근하다고 하는 환자들이 있다. 수술 후 상처가 아직 덜 아물어서 아픈 경우가 대부분이고 시간이 지날수록 회복된다. 수술 후 만성으로 허리가 아픈 경우도 있는데 이는 수술받아서 아프다기보다 본래의 퇴행성 디스크로 인한 불편함 때문일 것이다.

신경을 누르는 디스크 조각은 제거되어 다리 저림은 좋아졌지만 퇴행성 디스크는 남아 허리 통증을 일으킨다. 수술 후 허리 통증이 심한 경우는 '100명 중 1명이 될까말까'다. 대부분 정상인처럼 잘 지내니 너무 걱정하지 않아도 된다.

퇴행성 디스크를 극복하기 위해 허리근육을 발달시켜야 한다. 허리에 안 좋은 '헛.수.고'를 피하고 매일 걷는다. 무리가 가는 자세, 일을 줄이고 체중도 줄이면 좋다.

8
기억에 남는 허리디스크 환자들

비행기 타고 허리디스크 수술받으러 왔어요

미국, 유럽 같은 선진국에 사는 교민들도 허리디스크 수술을 받으러 한국으로 온다. 빠른 치료, 언어 문제, 외국 대비 저렴한 치료비, 높은 의술 수준 때문에 한국을 찾는다.

20대 여학생이 휠체어를 타고 진료실에 들어왔다. 독일에서 유학 중인데 디스크가 터져서 걷기 힘들고 항문에 힘을 줄 수 없었다. 수술이 필요하다 해서 한국으로 들어왔다. MRI를 보니 디스크가 신경을 너무 많이 누르고 있어서 신경이 보이지 않을 정도였다. 대소변 마비가 오는 '마미증후군'이었다. 빨리 수술로 가급적 넓게 신경압박 부위를 풀어줘야 한다. 양쪽으로 인대와 뼈를 감압해주고 디스크를 조심스럽게 우측, 좌측에서 제거했다. 수술은 성공적으로 끝났고 환자의 심한 통증은 바로 좋아졌다. 신경이 많이 눌렸던 환자이기에 바로 자연스럽게 걷기는 힘들었지만 시간이 지날수록 호전되었다. 항문 쪽 이상 감각과 힘도 회복되었다.

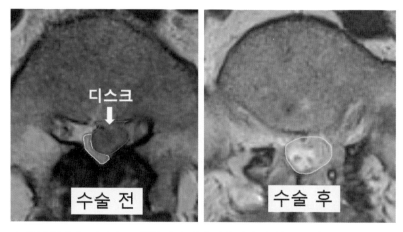

마미증후군 수술: 허리디스크(주황색)가 많이 터져 나와 신경을 누르게 되면 하지 마비, 대소변 장애가 발생한다. 노란 신경이 초승달처럼 눌렸다가 수술을 통해 보름달 모양으로 복원되었다.

환자는 2주 후 독일로 돌아갔다. 교민 말고도 중동, 러시아 환자들 역시 수술을 받으러 한국을 많이 찾는다.

몸이 틀어졌어요

어느 유명 가수도 허리디스크로 신경차단술을 몇차례 시행했지만 심한 통증으로 수술을 받아야 했다. 통증도 심했지만 디스크로 인해 몸이 틀어져 있었다. 골반도 틀어지면서 몸이 한쪽으로 기울어졌다. 이런 틀어짐은 수술을 해도 바로 좋아지지 않는다. 3개월 이상 회복 기간이 필요하고 체형교정 스트레칭을 해야 한다. 디스크 수술 후 엉덩이 통증은 바로 좋아졌다.

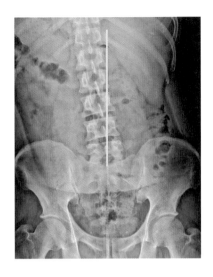

엑스레이 사진을 보면 오렌지 일자 축과 비교해서 몸이 틀어져 있다. 통증이 덜한 자세를 잡으려고 몸이 휜다. 기울어진 몸은 수술 후 바로 돌아오지 않는다.

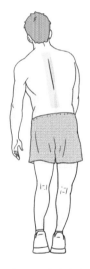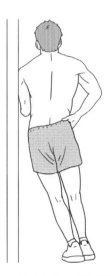

틀어진 몸 교정법: 왼쪽 사진에서 보면 몸이 왼쪽으로 틀어져 있다. 왼쪽 팔을 구부려 몸이 가장 튀어나온 부위에 위치시킨 후 벽에 기댄다. 틀어져 있는 허리나 골반 부위를 우측 손으로 잡고 밀어준다. 이 교정법은 수술하고 난 후에 시행한다. 수술 전에는 통증 때문에 이런 교정 치료를 하기 어렵다.

허리디스크 재발로 세 번 수술한 환자

허리디스크가 재발 후 또 재발하는 경우는 많지 않다. 그러나 안타깝지만 이런 일이 생기기도 한다. 60대 남자 환자가 타 병원에서 허리디스크 수술을 받았는데 한 달도 안 되어 재발해 나를 찾아왔다. 이전 수술로 인한 신경 유착을 피해 척추 내시경으로 고쳐주겠다고 했다. PELD 내시경은 성공적이었다. 환자는 다음 날 퇴원했는데 한 달이 안 되어 진료실로 찾아왔다. 왼쪽 엉덩이가 다시 아파 대학병원에 가서 MRI로 확인한 결과 또 디스크가 재발했다. 그 병원에서는 뼈를 제거하고 나사못을 넣는 척추유합술을 해야 한다고 했다. 환자에게 "힘들게 해서 미안합니다." 하고 유합술 없이 다시 현미경 수술을 하자고 했다. 이번엔 튀어나온 디스크 조각뿐 아니라 디스크 본체 안에 탈출 가능성이 있는 후보 디스크 파편들까지 제거했다. 치료에 항상 최선을 다하지만 이런 경우에는 참 머쓱하다.

허리디스크 수술 후 재발은 5% 미만의 확률인데 두 번의 재발은 흔치 않은 일이다. 디스크 양이 정해져 있으니 계속 튀어나올 수는 없다. 그런데도 재발에 재발이 있을 수 있는 게 현실이다. 중장년 환자에게 있어 퇴행성으로 탈출 후보 파편들이 많이 있거나, 섬유륜 파열 부위가 크거나 잘 아물지 않는 경우, 허리 수술 후 한 달 이내에 숙이는 등의 움직임이 많으면 재발이 잘 된다.

재발한 디스크는 척추유합술을 해야 한다?

앞의 환자는 디스크가 재발했으니 척추유합술을 받아야 한다고 하여 다시 나를 찾았다. 예전에는 추간공디스크도 척추유합술을 해야 한다고 했다. 척추유합술은 척추가 불안정하거나 디스크 높이가 내려앉아 추간공이 좁아져 있을 때 주로 한다. 추간판 탈출증에 척추유합술은 과한 수술이다. 재발한 디스크여도 일을 너무 크게 벌이는 것이다. 큰 수술은 회복이 힘들고 후유증이 따른다. 척추유합술 후 10년 뒤 위아래 디스크에 퇴행성 변화가 생길 수 있다. 재발 디스크는 유착 때문에 수술이 어렵지만 미세 현미경 감압술로도 충분히 고칠 수 있다.

가운데 숨어 있는 허리디스크

개인적으로 가장 어려운 허리디스크 수술이라 생각한다. MRI상 척추신경 가운데를 볼록하게 누르는 디스크 모양이다. 섬유륜을 넘어서 터져 나온 디스크가 신경 앞쪽 가운데로 파고드는 것이다. 어머님께서 소개한 환자를 진료한 적이 있었다. 지방 병원에서 수술을 두 번 했지만 수술 후 MRI상 허리디스크가 그대로 남아 있었고 통증은 매우 심한 상태였다. 가운데 숨어 있는 디스크임을 직감했고 나도 수술 과정이 참 어려웠다. 현미경 수술은 뒤쪽에서 접근을 하는데 척추신경 앞쪽의 후종인대, 섬유륜과 유착을 일으켜 앞쪽 가운데에 박혀 있는 디스크는 수술 시야에 보이지 않아 제거하기 매우 어려웠다. 우여곡절 끝에 환자를 괴롭히던 디스크를 제거했고 환자는 걸을 수 있었다.

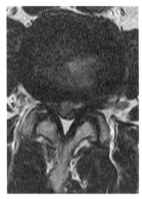

수술 전 MRI

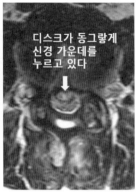

타 병원에서 두 번
수술했는데 디스크가
그대로 남아 있다

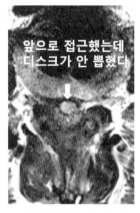

전방 접근 수술 후

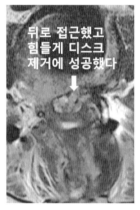

후방 접근 수술 후

가운데 숨어 있는 디스크는 수술 시야에 보이지 않고 신경 안으로 파고 들어가 있어서 신경을 안전하게 견인하고 디스크를 제거하는 것이 쉽지 않다. 디스크는 섬유륜 뒤로 튀어나와 디스크낭을 만들고 신경과 유착이 심하다. 이런 디스크는 극심통을 유발하여 환자가 제대로 걷지 못하고 휠체어를 타야 했다.

그 밖에 기억나는 환자들

중학생도 허리디스크 수술을 해야 하는 경우가 있다. 부부, 부녀가 같은 날 수술을 받은 적도 있고 한 가족의 네 명을 수술한 적도 있다. 고령 환자 척추 수술 전 폐, 복부에서 암이 발견되기도 한다. 어떤 사람은 빨리 발견하여 치료를 잘 받고 생명의 은인이라며 감사 인사를 전하기도 했다. 하지만 치료가 어려운 전이암을 발견했을 때 이를 환자에게 알려주는 일은 늘 힘들고 괴롭다. 가족에게 먼저 알려주기도 하는데, 가족이 없는 어르신에게 폐암이 있는 것 같다고 말했을 때 담담히 들으시던 표정이 기억에 남는다.

몇 년 동안 치료를 제대로 못 받아 고생하던 환자의 척추병을 발견해 수술로 걷게 하면 척추 외과의로서 보람을 느낀다. 특히나 못 걷던 환자가 걸을 수 있게 될 때가 가장 기쁘다. 척추 외과의는 스트레스도 크지만 그만큼 보람도 큰 직업이다.

9
척추 치료, 어디를 가야 할까?

척추 질환 왜 많을까?

우리나라 수술 개수로 봤을 때 척추 질환이 3위다. 1위 백내장, 2위가 치핵으로 척추 수술은 빈도수가 제왕절개술, 맹장 수술과 엇비슷하다. 다빈도 수술 질환을 살펴보면 병이 그만큼 많이 발생하는 것이지만 특징을 정리하면 이렇다. 초기에 자가 진단이 쉽고 병원을 가야 할 만큼의 불편감이 심한 병들이다. 수술 개수뿐 아니라 진료 환자 수도 제일 많은 백내장은 노인에게 많이 발생하며 시야가 뿌옇게 흐려지므로 그냥 지내기 힘들다.

디스크는 많은 경우 자연히 좋아지지만 초기에 통증이 심하므로 병원을 찾게 된다. 보행이나 일상생활에 불편함이 크다. 통증은 우리 몸의 알람이다. 문제가 있으니 치료가 필요하다고 알려주는 것이다. 손에는 신경이 많이 분포해 있는데 뜨거운 것을 만질 때 바로 반응하여 우리 몸을 보호한다. 허리디스크로 인해 가장 예민하고 중요한 척추신경이 눌려 S.O.S 신호를 보내기에 많은 이들이 병원을 찾는다.

척추 치료를 위해 어떤 병원에 가야 하나요?

척추 치료를 하는 병원으로 동네 의원, 한의원, 척추 전문 병원, 대학병원이 있다. 진료과로는 정형외과, 신경외과, 마취통증의학과, 재활의학과가 척추 진료를 본다. 환자들은 어디서 치료를 받으면 좋을지 고민하게 된다.

이전에 '좋은 의사 만나는 법'이라는 칼럼을 쓴 적이 있다. 병원을 설립한 지 오래되었고, 의사가 자주 바뀌지 않으며, 논문을 많이 쓰는 병원을 찾으라는 내용이었다. 7년이 지나서 칼럼을 다시 보니 그때와 생각이 조금 달라졌다. 비수술 치료 병원, 마취통증의학과, 한방 병원도 척추 치료 병원으로서 각자의 역할을 잘하고 있고 환자 입장에서는 집, 직장과 가까우면서 원하는 시간에 편하게 좋은 치료를 받을 수 있는 병원이 최고의 병원일 것이다.

처음에는 집, 직장과 가까운 동네 의원에서 진료와 치료를 받는다. 증상이 좋아지지 않고 계속 불편하다면 큰 병원에서 MRI를 찍는다. 신경차단술을 2~3회 받아보고 6주가 지났는데도 많이 불편하다면 척추 전문 병원이나 대학병원에서 수술 상담을 한다. 수술이 싫다면 그 전에 시술을 해봐도 되는데 안전하기는 하지만 효과가 없을 수도 있다.

대학병원 vs 척추 전문 병원

환자가 절룩이면서 들어왔다. 대학병원에서 3개월 치 진통 소염제 처방을 받았는데 너무 아파서 나에게 진료받으러 오셨다. 초기 디스크는 기다리는 게 맞지만 통증 조절은 해줘야 한다. 너무 아픈 환자는 며칠, 일주일 단위로 외래를 보면서 진통 소염제, 신경차단술, 마약성 진통제를 처방해 통증을 적극적으로 줄인다. 밤에 잠을 못 잘 정도의 통증이 있다거나 거동이 힘들면 우리 병원에서는 입원시켜 치료하기도 한다.

고령의 환자나 기저질환이 있는 환자는 대학병원이 좋은 선택처다. 심장, 뇌혈관, 폐질환, 감염 등이 발생했을 때 해당 전문의가 많이 있어서 처치가 가능한 대학병원은 안심이 된다. 물론 대학병원의 척추 교수님들은 수술 실력도 좋다.

하지만 대학병원은 환자가 많기 때문에 외래 진료 예약도 어렵고, 수술도 많이 밀려 있다. 환자 편의성이 떨어진다. 반면 일반 병원은 진료와 치료를 비교적 빨리 편안하게 받을 수 있다. 척추 전문 병원이 대학병원에 비해 상업적이란 의견도 있다. 간혹 과잉 진료를 하는 일부 의사를 만날 수도 있다.

대학병원, 척추 전문 병원 둘 다 장단점이 있으니 좋은 병원, 좋은 의사를 잘 찾아야 한다. 수술 실력도 좋고, 이해가 잘 되게끔 설명도 잘해주는 의사면 좋을 것이다. 환자는 의사를 신뢰하고, 의사는 자신을 찾아준 환자를 최선을 다해 치료해야 한다.

병원마다 설명이 달라요

여러 병원을 다니다 보면 의사마다 설명이 달라서 혼란스러울 수 있다. 시술이든 수술이든 의사의 설명이 중요하다. 여러 설명 중 환자 본인이 생각하기에 합리적인 치료를 받으면 된다. 의사는 진정성과 공감 능력을 가지고 환자가 원하는 치료법과 실제로 좋을 치료를 설명해주어야 한다.

좋은 척추외과 의사

좋은 척추외과 의사는 환자가 믿고 상담할 수 있고, 올바른 치료 결정을 해주며, 수술 실력까지 출중한 의사이지 않을까 싶다. 의사의 손기술, 실력이 어떤지 일반인은 알 수 없다. 큰 병원, 유명한 병원, 수술을 받은 주변 사람의 소개 정도로 가늠해볼 수 있다. 하지만 아무리 실력이 뛰어난 의사도 수술 결과가 안 좋을 수 있다. 의사, 환자 간의 궁합이 잘 맞아야 하는 것 같다. 물론 의사는 수술 기술을 연마하고 집중해서 최선의 결과를 내야 한다. 좋은 의사를 만나는 것은 환자의 복이다. 환자가 좋아지는 것도 의사의 복이다.

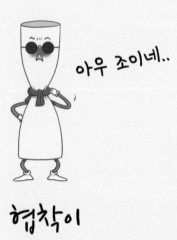

아우 조이네..

협착이

II

척추협착증

척추협착증
진단

1
척추협착증 왜 생길까?

척추의 대표적인 질환은 허리디스크와 척추협착증이다. 두 가지 병 모두 척추신경이 눌리는 것은 같지만 디스크는 앞에서, 척추협착증은 뒤에서 신경을 누른다.

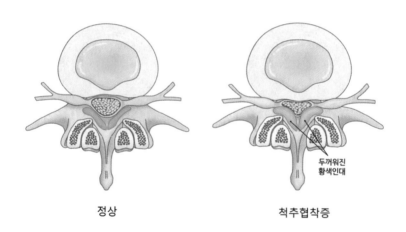

정상   척추협착증

척추협착증: 나이가 들면 신경 뒤쪽의 황색인대가 두꺼워져 척추신경을 뒤에서 누른다. 황색인대는 신경 뒤에 있는 정상 구조물이다.

척추신경이 사방에서 눌리는 척추협착증

척추협착증에 디스크의 퇴행성 변화도 동반되기 마련이다. 디스크 높이가 낮아지고 뒤로 불룩 튀어나온다. 앞에서는 디스크, 뒤에서는 황색인대에 의해 척추신경이 360도, 사방에서 목 졸리는 모양이된다. 마치 모래시계 가운데 잘록한 부분과 같이 척추신경에 병목현상이 생긴다.

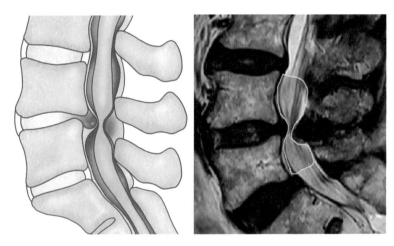

척추협착증: 척추협착증은 두꺼워진 황색인대가 신경을 누르는 병이다. 퇴행성으로 디스크 높이가 낮아지면서 뒤로 튀어나올 수 있다. 디스크는 앞에서, 협착증은 뒤에서 신경을 앞뒤로 눌러 병목현상이 나타난다. 우측 MRI 사진에서 모래시계의 잘록한 부분처럼 신경길이 좁아진다.

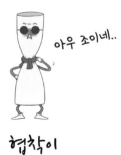

아우 조이네..

협착이

척추협착증과 추간판 탈출증의 차이

추간판 탈출증은 섬유륜이 찢어지면서 디스크 덩어리가 튀어나와 신경을 앞에서 누르는 병이다. 척추협착증은 퇴행성으로, 주로 신경 뒤쪽의 황색인대가 두꺼워져서 신경을 누른다. 척추협착증은 360도 사방에서 신경이 눌린다. 디스크는 주로 한쪽 엉덩이와 다리가 저린데, 척추협착증은 걸을 때 한쪽이나 양쪽 종아리가 터질 것 같은 느낌, "엉치가 빠지는 것 같다" 하는 느낌으로 오래 못 걷는 것이 주증상이다.

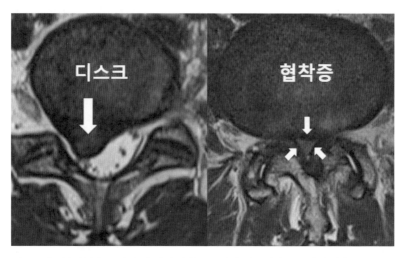

디스크와 척추협착증의 차이: 추간판 탈출증은 신경 앞쪽에서 우측이나 좌측, 한쪽으로 디스크 조각에 의해 신경이 눌리게 된다. 척추협착증은 앞의 디스크도 전반적으로 튀어나오고 신경 뒤쪽의 뼈와 인대가 두꺼워져 신경을 누른다. 척추협착증은 신경이 360도 모든 방향에서 눌린다.

2
척추협착증의 원인과 증상

황색인대

척추신경 뒤쪽에는 '황색인대'가 있다. 황색인대는 척추뼈와 뼈를 연결해준다. 허리를 구부리고 펼 때 안정성을 주고 신경을 보호한다. 나이가 들면서 진행하는 퇴행성 변화, 황색인대의 손상 후 상처 조직으로 아무는 과정 중 황색인대가 두꺼워진다. 비후된 황색인대가 신경을 누르는 병이 '척추협착증'이다.

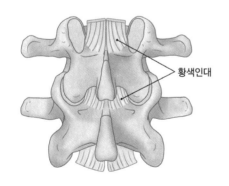

황색인대

황색인대: 척추 뒤쪽 뼈와 뼈 사이를 잡아주어 후방 안정성에 기여한다. 신경 뒤쪽에서 신경을 보호하는 역할도 한다.

척추협착증의 원인 및 발생기전

척추협착증의 첫 번째 원인은 노화다. 나이가 들면 황색인대가 두꺼워진다. 퇴행성 관절염으로 손가락이 두꺼워지는 것과 같은 이치다. 신경길이 좁아지는 것은 혈관에 노폐물이 끼어 좁아지는 동맥경화와 비슷하다.

두 번째 원인은 불안정성이다. 우리 몸은 불안정한 곳을 안정화시키려 한다. 뼈가 부러지면 골진이 나와서 뼈를 붙인다. 마찬가지로 척추 마디가 불안정하면 황색인대가 두꺼워지면서 안정성을 높인다. 황색인대가 두꺼워져 허리의 불안정성을 고치려 하지만 신경이 눌려서 다리 저림 증상이 나타나는 것이 척추협착증이다. 척추협착증 치료 시 불안정증, 전방전위증이 동반되어 있는지 잘 살펴봐야 한다.

세 번째 원인은 외상이다. 허리를 삐끗하거나 충격으로 황색인대가 찢어질 수 있다. 찢어진 부위에 상처조직이 자라 들어가면서 황색인대가 두꺼워진다. 불안정성으로 인한 반복적인 미세 손상도 황색인대 비후를 유발한다.

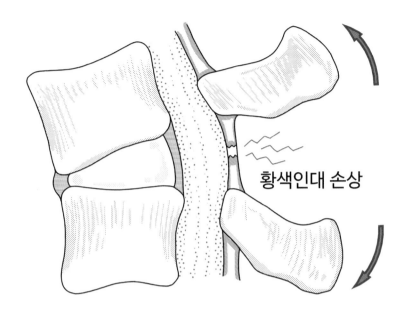

황색인대 손상

황색인대 손상: 불안정증이나 미세 손상으로 황색인대가 두꺼워진다. 손상된 부위로 혈관과 상처조직이 자라 들어가 두꺼워진다. 불안정증을 안정화시키기 위해 황색인대가 두꺼워지는 것이다.

척추협착증의 증상

척추협착증의 주증상은 엉덩이, 다리 저림이다. 특징적으로, 걷다가 저려서 쉬어야 한다. 걸을 때 종아리가 터질 것 같거나, 엉치가 내려앉는 느낌이 들어서 쉬어야 한다. 쪼그리고 앉거나 쉬면 증상이 좋아져 다시 걸을 수 있다. '가다, 서다'를 반복하게 된다. 이를 '파행'이라 하는데 증상이 심하면 100m도 못 걷는다. 대표적인 증상은 위와 같지만 환자들이 표현하는 척추협착증 증상은 참 다양하다.

기능장애

걷다가 쉬어야 한다
쉬었다가 걸어야 한다
걷다가 주저앉는다
종아리가 터질 것 같다
걸으면 뒤에서 잡아당긴다
아파서 못 걷는다
앉기, 앉았다 일어나기
힘들다
서 있으면 아프다, 힘들다
돌아다니지 못한다
허리가 숙여진다
몸이 기울어진다
자전거를 이용한다

통증

엉치/허리가 내려앉는 것 같다
엉치가 쏟아진다, 꼬리뼈가 빠진다
(불쾌하게) 저리다
(겉이) 아프다, 당긴다
저림이 엉덩이, 허벅지, 종아리로
타고 내려간다
찌릿찌릿, 지리지리하다, 쑥쑥 쑤신다
뜨끔하다, 뜨겁다, 화끈/후끈하다
시다, 시리다, 아리다, 욱신거린다
쥐가 난다, 뭉친 것 같다, 뻐근하다
뻣뻣하다
허리가 무지근하다, 우리하다
묵직하다, 무겁다
허리, 엉덩이가 맞닿는다(맞친다)
뼈가 딱딱 부딪히는 느낌
허리가 끊어지는 것 같다
엉덩이에 압박이 온다
종아리가 탱탱하다, 터질 것 같다
뻣뻣하다
다리가 잘려 나가는 것 같다
다리가 꼬이는 느낌, 비틀린다
못을 박아놓은 듯한 통증
다리가 붓는다, 쪼아붙인다
저려서 살 수 없다, 괴롭다
약을 안 먹으면 힘들다
고춧가루 뿌린 것처럼 얼얼하다
밤송이 붙여놓은 것처럼 따끔따끔하다

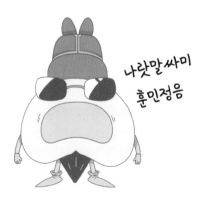

나랏말싸미
훈민정음

부위

허리, 골반, 고관절
엉덩이, 엉치, 꼬리뼈
허벅지, 사타구니
무릎, 오금
종아리, 장딴지
발바닥, 발등

힘빠짐

발목/발가락이 안 움직인다
다리에 힘이 없다, 까치발이 안 된다
발자국/ 발 떼기 힘들다
절룩거린다, 다리를 끈다
넘어질 것 같다
계단에서 다리에 힘이 없어 무너진다
대소변 장애

감각이상

내 살 같지 않다
감각이 없다, 무디다, 둔하다
멍하다, 만져도 모른다
슬리퍼 벗겨진 것을 모른다
허벅지에 무엇인가 붙은 것 같다
발바닥이 가렵다, 스물스물하다
몽글거린다, 지르르하다
모래/자갈/구름 위를 걷는 것 같다
발가락에 모래가 든 것 같다
얼음 위에 서 있는 것 같다
스펀지 밟는 느낌,
서늘하다, 물 흐르는 느낌
벌레가 기어가는 것 같다
벌레가 갉아먹는 것 같다

척추협착증 증상에 대한 다양한 표현들, 신경 눌림이기에 허리디스크와 비슷한 증상도 많지만 오래 걷지 못하는 파행, 주로 양쪽 다리 저림, 병의 경과가 오래된 것이 허리디스크와의 차이점들이다.

척추협착증 증상 중 수술이 필요한 경우

척추협착증 증상 중 발가락, 발바닥이 "스펀지 밟는 것 같다", "몽글거린다", "자갈, 모래 위를 걷는 것 같다" 하는 표현은 오랫동안 신경이 심하게 눌려서 손상되었음을 의미한다. 이런 경우는 수술을 해도 다 회복되지 않거나 회복하는 데 6개월에서 1년 정도 시간이 걸린다. 회음부나 항문 감각이 떨어지고 대소변 장애가 오면 '마미증후군'이라 한다. 이는 신경의 심한 눌림을 의미하고 수술적 감압이 필요하다.

발목, 발가락이 안 움직이는 마비는 "다리에 힘이 없다", "넘어지려고 한다", "절룩거린다", "다리를 끈다", "까치발이 안 된다"라고 표현한다. 마비는 운동신경 손상을 의미하고 빨리 수술을 받아야 한다.

3
척추협착증 검사

엠알아이

비용은 비싸지만 가장 정확하게 병을 파악할 수 있다. 여러 마디 중 신경이 심하게 눌린 부위를 알 수 있어서 치료 범위를 결정하는 데 큰 도움이 된다. 척추협착증 외 허리디스크, 추간공협착, 신경종양 등을 가장 정확히 진단할 수 있는 검사법이다.

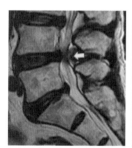 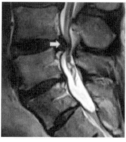 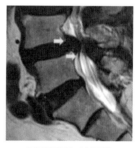

황색인대 협착증　　**디스크 협착증**　　**전방전위 협착증**

척추협착증 MRI 사진: 첫 번째 사진은 황색인대가 두꺼워져 신경을 뒤에서 누르고 있다. 두 번째 사진에서는 디스크가 튀어나와 신경을 누르고 있는 척추협착증의 모습이다. 세 번째는 위 뼈가 아래 뼈보다 앞으로 미끄러져서 어긋나는 전방전위증으로 인한 척추협착증의 모습이다. 신경이 모래시계의 잘록한 부위처럼 눌리게 된다. 협착 위아래 신경 다발은 뭉치고 구불구불하게 보인다.

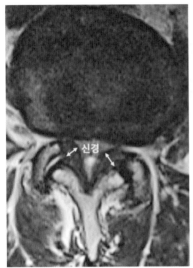 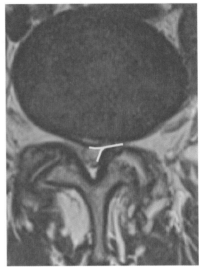

양쪽 협착증   **한쪽 협착증**

MRI 사진: 양쪽 협착증에서는 황색인대가 두꺼워져서(양방향 화살표) 신경을 누르고 있다. 척추협착증도 오른쪽이나 왼쪽 중 한 곳이 더 심해질 수 있다. 한쪽 협착증의 신경길이 좁아진 것을 'y'자 모양이라고 표현하기도 한다.

씨티

CT 사진으로도 신경관이 좁아진 것을 확인할 수 있다. 비용이 상대적으로 저렴하고 뼈와 황색인대가 잘 보인다.

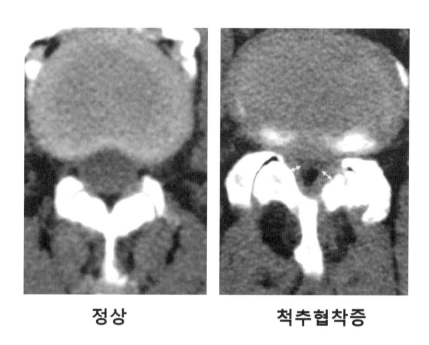

정상   **척추협착증**

CT 사진에서는 뼈와 황색인대가 잘 보인다. 척추협착증에서 황색인대(화살표)가 두꺼워져 있다.

엠알 마이엘로

척추신경관 압박을 잘 보여주는 MRI 검사 중 한 방법이다. 신경은 흰색으로 보이고 눌리는 곳은 검은색으로 보여 마치 신경이 끊긴 것처럼 보인다.

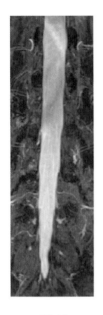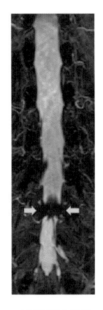

척추협착증 환자를 엠알 마이엘로로 보면 신경이 끊겨 있는 것(화살표)처럼 보인다.

정상   척추협착증

4
허리디스크와 척추협착증

척추협착증은 흔하게 발생하는 허리 질환이며 증상도 허리디스크와 비슷하다. 디스크나 척추협착증 둘 다 신경이 눌리기 때문에 엉덩이, 다리가 저리다. 척추협착증에 디스크 탈출증이 동반되어 있는 경우도 많다. 그래서 같은 MRI를 가지고 어느 병원에서는 '디스크다', 또 어디서는 '협착증이다'라고 설명을 듣게 된다. 현명한 의사는 둘 중에 어느 것이 더 증상을 일으키는지, 심한지를 판단하여 치료해야 한다.

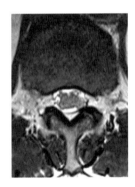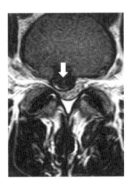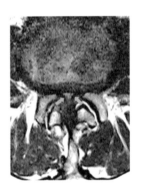

|정상|추간판 탈출증|척추협착증|

허리 MRI 사진들: 정상 MRI(좌측)에서 신경이 동그랗게 잘 보인다. 추간판 탈출증 MRI(중간)는 디스크(흰색 화살표)가 신경을 앞에서 누르고 있다. 척추협착증 MRI(우측)는 두꺼워진 황색인대(주황색 화살표)에 의해 심하게 눌려서 척추신경이 잘 보이지 않는다.

허리디스크와 척추협착증의 차이

• **한쪽/ 양쪽 다리**

MRI를 찍으면 진단이 확실하지만, 증상으로도 허리디스크와 척추협착증을 대략 구분할 수 있다. 허리디스크는 주로 우측, 좌측 다리 중 한쪽이 아픈데, 척추협착증은 주로 양쪽 엉치, 허벅지가 아프다. 척추협착증은 퇴행성으로 황색인대 양쪽이 같이 두꺼워진다. 다만 한쪽, 양쪽 다리 통증이 정확한 구분법은 아니다. 디스크도 가운데로 튀어나와 양쪽 신경을 동시에 눌러 두 다리가 다 저릴 수 있고, 척추협착증도 우측이나 좌측에만 협착증이 생겨 한쪽 다리만 아플 수도 있다.

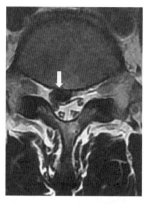 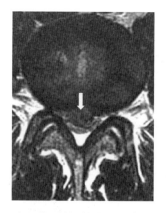

오른쪽 추간판 탈출증　　　가운데 심한 추간판 탈출증

첫 번째 사진에서는 디스크가 오른쪽으로 튀어나와 우측 다리 통증을 유발한다. 가운데 심한 디스크는 양쪽 다리 저림을 유발한다.

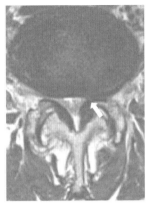 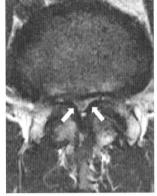

왼쪽이 심한 척추협착증   양쪽 척추협착증

척추협착증은 보통 양쪽 신경이 눌리지만 한쪽이 심한 경우도 있다. 첫 번째 사진에서는
신경의 왼쪽 부분이 더 눌리고 있다.

• **발병 기간**

허리디스크는 증상이 갑작스러운데 척추협착증은 증상이 서서히
진행한다. 허리디스크는 외상으로 섬유륜이 파열되고 안의 수핵이
튀어나와 신경을 누르는 병이다. 갑작스레 디스크가 터진다. 건강
하던 젊은 사람이 통증을 느끼는 경우가 많다. 척추협착증은 오랜
기간 병이 진행된다. 중년, 노년 환자의 오래된 증상이면 척추협착
증일 가능성이 크다.

- **증상 차이**

항상 그런 것은 아니지만 보통 허리디스크는 서는 자세가 편하고 척추협착증은 앉는 자세가 편하다. 허리디스크는 허리가 숙여지는 앉는 자세를 할 때 디스크에 압력이 높아져 허리 통증, 다리 저림이 심해진다. 진료실에 들어와서 서 있는 게 편하다는 환자는 허리디스크일 가능성이 높다. 반면 척추협착증은 허리를 숙이는 자세에서 신경이 덜 눌린다. 나이 든 환자분이 서고 걷기가 힘들어 앉으면 척추협착증을 의심할 수 있다.

척추협착증 환자는 걷다가 힘들어 허리를 숙이면 편해진다. 걷다가 허리를 숙이거나, 쪼그리고 앉아서 쉬고 난 후 다시 걷는다. 경사나 비탈길을 올라갈 때 보통 허리가 숙여지는데, 척추협착증 환자들은 평지보다 비탈길을 잘 올라가기도 한다. 척추협착증은 고령에 생기므로 척추관절에도 관절염이 동반된다. 허리를 펴고 하늘을 보는 동작을 할 때 뼈끼리 부딪혀 통증이 있을 수 있다.

위의 증상들은 보통 그렇다는 것이지 항상 맞는 것은 아니다. 척추협착증이 심하면 숙여도 불편하다. 마찬가지로 심한 디스크는 앉으나 서나 불편하고, 누워서 꼼짝 못 하는 경우도 있다. 침대에서 내려오지도 못해 구급차를 불러 병원을 오기도 한다. 정확한 진단을 위해서는 MRI나 CT를 촬영해야 한다.

신경성 파행과 혈관성 파행

척추협착증으로 인한 종아리 저림을 신경성 파행이라고 한다. 혈관이 막히는 하지동맥폐색에서도 종아리가 터질 것 같은 불편함이 발생한다. 하지동맥폐색은 혈관 초음파나 혈관 조영제 검사로 알 수 있다.

신경성 파행은 허리를 숙이는 동작에서 편해지고, 혈관성 파행은 걷다가 허리를 숙이지 않고 가만히 서 있는 것만으로도 증상이 완화된다. 혈관성 파행은 운동량과 관련이 있기 때문이다. 실내 자전거를 탈 때 척추협착증은 허리가 숙여진 자세여서 불편함이 별로 없지만, 혈관성 파행은 종아리 저림이 금방 심해진다. 또 혈관성 질환은 다리가 붓고, 차가운 곳에 가면 다리가 더 시리게 느껴질 수 있다.

하지정맥류, 정맥이 막히는 혈전증의 다리 저림 증상은 척추협착증과 비슷하게 느껴질 수 있다.

5
추간공협착증

척추협착증은 일반적으로 신경관 협착증을 말한다. 척추신경 뒤의 황색인대가 두꺼워지는 병이다. 바깥쪽(추간공) 디스크 탈출증이 있는 것처럼 척추협착증도 바깥쪽 추간공에 생길 수 있다. 나이가 들면서 오는 퇴행성 변화는 병이 발생할 수 있는 곳에 다 생긴다. 신경이 나가는 구멍인 추간공의 협착을 추간공협착증이라 한다.

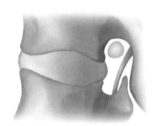
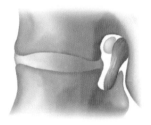

정상 추간공   추간공협착

정상 추간공(좌측)은 신경 구멍이 충분히 넓어서 신경이 눌리지 않는다. 추간공협착(우측)은 디스크 높이가 내려앉고 뼈와 추간공 인대가 두꺼워져서 신경을 누른다.

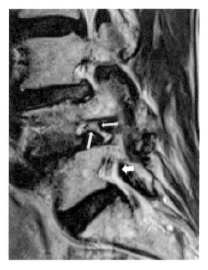

추간공협착증 MRI 사진: 디스크, 추간공 인대(노란색 화살표들)에 의해 신경 구멍이 좁아져 있고 신경이 눌린다. 반면 아래 흰색 화살표가 가리키는 신경 구멍은 협착이 없다.

추간공협착증의 증상

추간공협착증의 증상은 한쪽 다리 저림으로 디스크와 비슷하다. 일반적인 척추관 협착증 증상인 "많이 걷지 못한다", "양측 엉덩이, 다리에 쥐가 난다"와 다르다. 퇴행성으로 디스크 높이가 낮아져서 신경 구멍이 좁아진다. 추간공디스크 탈출증이 동반되어 신경을 누르기도 한다. 이 부위에는 예민한 후근신경절이 위치해 있어서 통증이 심하다.

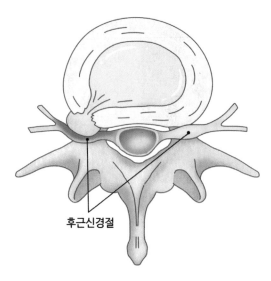

후근신경절

후근신경절은 통증에 민감한 곳으로 추간공디스크나 추간공협착에 의해 눌리게 되면 극심통이 발생한다.

추간공협착증의 수술적 치료

추간공협착증의 위치, 심한 정도에 따라 단순 감압술이나 척추유합술 중에서 수술법을 정한다. 주로 바깥쪽에만 병변이 있으면 단순 감압술로 치료가 가능하다. 디스크의 불안정성, 신경관 안쪽까지 심한 협착이나 디스크가 동반되어 있으면 디스크 높이를 복원하고 나사못을 넣는 척추유합술을 시행해야 수술 후 결과가 좋다.

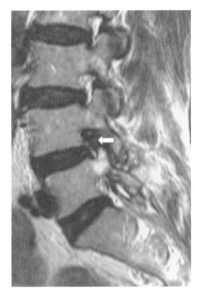 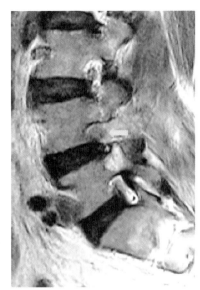

추간공협착증   수술 후

신경이 바깥으로 나가는 길인 추간공에 협착이 보인다(하얀 화살표). 감압술을 시행하여 신경을 누르고 있던 뼈와 인대를 제거한 후 눌렸던 신경이 동그랗게 보인다(노란 화살표).

척추협착증
운동법

1
척추협착증, 숙여서 걷기

척추협착증 환자는 걷다 보면 종아리가 터질 것 같아서 쉬었다 걸어야 한다. 허리를 편 상태에서는 다리 저림이 심해지고, 쉴 때 허리를 숙이면 저림 증상이 완화된다. 허리를 펴면 비후된 황색인대에 의해 척추신경이 더 눌린다. 척추뼈 뒤쪽 공간이 줄어들면서 황색인대가 앞으로 밀리고 신경을 누른다. 추간공도 좁아져서 다리 저림을 악화시킨다.

허리를 숙이면 황색인대가 앞으로 밀리는 현상이 줄어들고 추간공도 넓어지면서 저림 증상이 완화된다. 허리를 숙인 상태로 걸으면 다리가 덜 저려서 더 오래 걸을 수 있다. 척추협착증 환자는 평지보다 얕은 경사에서 더 잘 걸을 수 있다. 경사가 있는 비탈길을 올라가면 자연히 허리가 숙여진다.

심한 협착증 환자는 수술을 받고 잘 걷는 것이 좋으나, 수술을 할 수 없다면 보행기, 지팡이를 이용해서라도 걷는 시간을 늘리는 것이 좋다. 보행기에 의지하여 허리를 숙이면 더 오래 걸을 수 있다. 처음에는 짧은 거리를 여러 번 나눠 걷고 점차 걷는 시간을 늘려가도록 한다. 30분에서 한 시간 정도 걷는 것이 좋다.

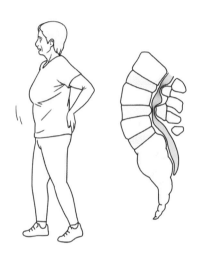

척추협착증 환자는 허리를 펴고 걸으면 다리가 저리고 허리가 아프다. 황색인대가 앞으로 밀려 나와 신경을 누르기 때문이다.

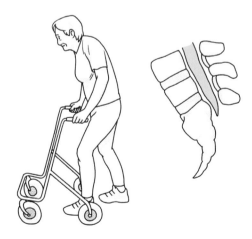

보행기에 기대면 허리를 숙여서 걸을 수 있다. 허리를 숙이면 황색인대의 압력이 줄어 척추 신경이 덜 눌린다.

보행기, 지팡이

척추협착증으로 걷는 것이 불편해도 걷기 운동을 해야 한다. 걸어야 심장병, 혈전증 같은 성인병을 예방하고 다리 근육과 건강을 유지할 수 있다. 보행기나 지팡이는 고령의 환자가 중심을 잡지 못해 넘어지지 않도록 해준다. 무릎 관절염이 있는 환자도 지팡이를 사용하면 더 오래 걸을 수 있다.

유산소 운동

척추협착증이 있으면 자신도 모르게 활동량이 떨어진다. 이를 유지하기 위해 걷기 등의 유산소 운동을 지속적으로 해야 한다. 유산소 운동은 심폐 기능을 향상시킨다. 운동으로 체중 감량, 기분 전환 효과도 얻을 수 있다. 실내, 실외 자전거를 타는 것도 좋다. 자전거를 탈 때 허리가 숙여지므로 다리 저림이 덜한 상태에서 운동할 수 있다. 척추협착증 환자는 다리 저림을 완화시키면서 운동량을 늘리는 게 중요하다.

2
척추협착증 스트레칭

척추협착증으로 다리가 저릴 때 허리를 숙이면 다리 저림이 좋아진다. 여러 상황에서 다리가 저릴 때 할 수 있는 몇 가지 숙이는 스트레칭 방법을 배워보자.

한쪽 무릎 당기기(Single knee to chest stretch)

척추협착증 환자가 자려고 누웠는데 다리가 저리다면 할 수 있는 동작이다. 허벅지를 가슴 쪽으로 당기는 것은 허리를 숙이는 것과 같은 동작이다. 엉덩이근육, 허벅지근육의 스트레칭으로 근육통을 완화시킬 수 있다. 다리가 더 저리다면 추간판 탈출증이 신경을 누르는 것이므로 이 동작을 하지 않는다. 추간판 탈출증은 척추협착증과 반대로 허리를 숙이면 증상이 더 악화된다. 척추협착증에 추간판 탈출증이 동반되어 있는 경우도 있다.

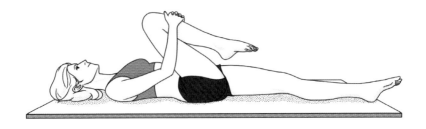

한쪽 무릎 당기기: 하늘을 보고 누운 다음 한쪽 무릎을 가슴 쪽으로 올린다. 정강이 앞에서 깍지를 낀다. 양손을 정강이 앞에서 잡기 부담스러우면 무릎 뒤, 오금, 허벅지 뒤로 하여 잡아도 된다. 깍지 낀 손을 당겨 허벅지를 가슴 쪽으로 밀착시킨다. 숨을 내쉬면서 손을 풀고 다리를 편다. 운동을 10회 반복한다. 반대쪽 다리로 같은 동작을 시행한다.

양쪽 무릎 당기기(Double knee to chest stretch)

척추협착증은 주로 엉덩이 부위에 통증이 생긴다. 허리를 숙이는 자세로 많이 다니다 보니 엉덩이, 허벅지의 근육이 뭉친다. 무릎을 가슴 쪽으로 당겨서 엉덩이근육, 허벅지근육을 늘여주면 근육 통증을 줄일 수 있고 척추신경관의 압박도 덜해진다. 이 운동으로 허리, 고관절의 가동범위를 늘릴 수 있다.

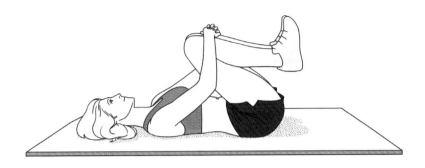

양쪽 무릎 당기기: 등을 대고 누운 상태에서 무릎을 구부린다. 양 무릎 앞에서 양손으로 깍지를 만든다. 무릎 앞에서 잡기 부담스러우면 오금 사이 허벅지 뒤를 잡아도 된다. 양손을 이용해 무릎을 가슴 쪽으로 당긴다. 10초간 유지하고 깍지와 다리를 푼다. 운동이 익숙해지면 리듬에 맞춰 반복적으로 무릎을 가슴 가까이 당겨본다.

앉아서 허리 숙이기

척추협착증으로 인하여 앉아 있을 때 다리가 저리다면 할 수 있는 동작이다. 허리를 숙여서 다리 저림이 좋아지는지 본다. 허리근육, 엉덩이근육 스트레칭으로 유연성을 높여준다. 앉아서 하는 스트레칭이 쉽다면 서서 하는 스트레칭을 해본다. 허리가 아프거나 다리가 더 저리다면 이 운동은 하지 않는다.

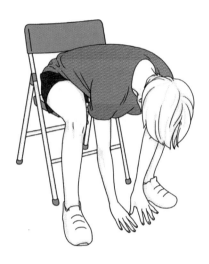

앉아서 허리 숙이기: 의자에 앉아서 허리를 숙인다. 처음에는 양손으로 깍지를 만들어 바닥에 2초간 대고 올라온다. 다음에는 양손 바닥을 땅에 대본다. 바닥까지 손을 대기 힘들면 손으로 발목을 잡아도 된다. 이를 10회 반복한다.

서서 허리 숙이기

척추협착증 환자가 산책하다가 다리가 저릴 때 할 수 있는 스트레칭이다. 허리 숙이는 스트레칭으로 다리 저림이 좋아지면 다시 걷는다. 허리를 약간 숙이면서 걷는 것도 도움이 된다.

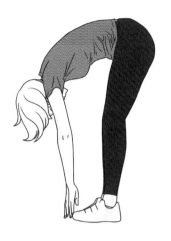

서서 허리 숙이기: 두 발을 벌리고 서서 허리를 숙인다. 손끝이 바닥에 닿은 다음 2초간 버틴다. 허리와 다리 통증이 좋아져야 한다.

뒤로 펴는 맥켄지 운동

허리를 숙이는 스트레칭을 한 후에는 펴는 동작도 같이 해줘야 한다. 허리 숙여진 자세가 오래되면 복부근육이 수축되어 이를 늘여줘야 한다. 펼 때 허리 관절끼리 맞닿아서 찌르는 통증이 생길 수 있지만 되는 만큼 허리를 펴준다. 맥켄지 운동은 추간판 탈출증에 좋은 운동이다. 뒤로 젖히는 동작이 디스크를 안으로 밀어준다. 척추협착증은 보통 숙이면 편하고 젖히면 더 힘들다.

하지만 허리를 뒤로 펴서 증상이 좋아지는 척추협착증 환자도 있다. 척추협착증에 추간판 탈출증이 동반된 경우다. 허리를 뒤로 젖히자마자 허리 통증 및 다리 저림이 생길 수 있는데 60초만 참아본다. 시간이 지나면서 다리 저림이 좋아질 수 있다. 다리 저림이 말초 부위(발, 종아리)부터 호전되는 중심화(centralization)는 좋은 현상이다. 약간의 허리 통증은 무시하고 말초의 저림 증상이 좋아지면 맥켄지 운동을 매일 한다. 허리를 펴고 60초가 지났는데도 허리와 다리 통증이 계속 있으면 신전 운동은 하지 않는다.

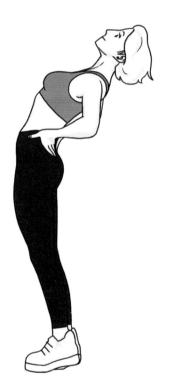

맥켄지 신전 운동: 다리를 벌리고 선다. 허리를 두 손으로 받치고 몸을 뒤로 젖힌다. 60초 동안 유지하고 처음 자세로 돌아온다.

3
척추협착증 코어 운동

'허리디스크' 편에 나온 코어 및 하지 근력운동인 '데드버그, 버드도 그, 크런치, 브릿지, 런지, 스쿼트'는 허리디스크뿐 아니라 척추협착 증에도 좋은 운동이다. 나이가 많은 척추협착증 환자들의 코어 운동은 디스크 운동보다 정적인 것이 좋다.

척추협착증 치료에 있어서 허리근육, 복근의 코어근육과 골반근육 강화가 중요하다. 코어근육은 허리를 세우고, 골반근육은 걸을 때 필요하다. 다음 운동들로 디스크 높이를 유지하고, 유연성을 늘려 부상을 방지하며, 다리 저림 완화를 기대할 수 있다.

소-고양이 자세(Cat cow)

다른 운동을 시작하기 전에 할 수 있는 스트레칭이다. 소 자세에서는 허리, 등, 목에 전만 곡선을 만들고, 고양이 자세에서는 후만 곡선을 만들어서 근육을 이완시키고 코어근육을 단련시킨다.

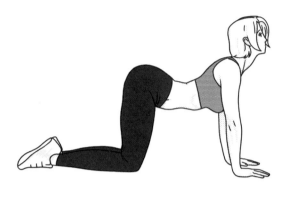

소

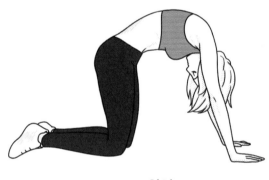

고양이

소-고양이 자세: 바닥에 엎드려 양손과 무릎을 댄다. '소' 자세부터 취한다. 숨을 들이쉬면서 시선을 위로 향하게 하고 허리에 힘을 주어 전만을 만든다. 그다음 숨을 내쉬면서 등을 둥그렇게 하여 '고양이' 자세를 만든다. 이때 배꼽이 등으로 향하도록 올리고 고개를 숙여 무릎을 본다. 이를 10회 반복한다.

골반 기울이기(Pelvic tilt Exercise)

골반 기울이기는 배 코어근육을 단련시키는 운동이다. 나이가 많아도 무리가 안 되는 정적인 운동이다. 골반과 복근을 이용해 허리의 전만, 후만 곡선을 반복해서 만드는 운동이다.

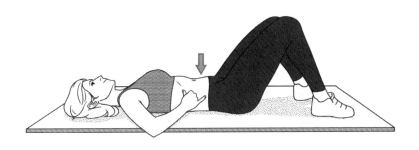

골반 기울이기: 바닥에 누워 무릎을 세운다. 숨을 내쉬면서 배꼽을 등 쪽으로 당긴다. 복근에 힘을 주어 골반을 바닥 쪽으로 당긴다. 운동을 제대로 하고 있는지 확인하려면 엄지손가락을 갈비뼈에, 새끼손가락을 골반뼈에 위치시킨다. 배에 힘을 주어 당길 때 손가락 사이의 공간이 줄어들어야 한다. 배가 평평해지고 허리의 더 많은 면적이 바닥에 닿도록 한다. 허리를 바닥에 대는 후만 곡선을 3초간 유지하고 원래 자세로 돌아온다.

누워서 허리 돌리기(Lying bent knee oblique twist)

척추협착증이 있으면 허리의 유연성도 떨어진다. '누워서 허리 돌리기'를 통해 허리 관절의 유연성과 가동범위를 늘릴 수 있다. 허리를 꼬는 동작은 디스크에 안 좋을 수 있지만 스트레칭을 통해 근육통증 감소, 부상 예방 효과를 기대할 수 있다.

몸이 유연하다면 양다리를 붙인 상태에서 허리를 꼬아 다리가 바닥에 닿도록 하고, 무리가 된다면 다리를 벌리거나 돌리는 마지막에 다리가 바닥에 닿지 않아도 된다. 등을 고정하지 않고 몸통을 다리와 같이 굴리면 허리에 무리가 덜 간다.

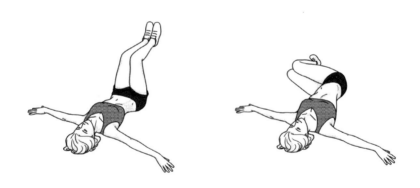

누워서 허리 돌리기: 양팔을 양옆으로 벌리고 바닥에 눕는다. 복근에 힘을 주면서 무릎을 90도로 세운다. 허리와 엉덩이의 근육이 스트레칭되는 것을 느낀다. 복근에 힘을 유지하면서 허리를 꼬아 무릎을 좌측 바닥에 댄다. 3초간 유지하고 원래 자세로 돌아온다. 이번에는 반대쪽으로 무릎을 돌린다.

척추협착증 운동 시 고려사항

척추협착증 운동은 주로 숙이는 동작이 많다. '누워서 허리 돌리기'는 허리를 꼬는 동작이다. 숙이고 꼬는 동작은 허리디스크에 좋지 않다. 척추협착증 환자 중 허리디스크의 퇴행성 변화, 추간판 탈출증이 동반되어 있는 경우가 많기에 허리를 숙이고 꼬는 동작에는 주의가 필요하다. 위 운동을 하고 허리가 더 아프거나 다리가 저리다면 운동을 멈추고 앞으로 하지 않는 것이 좋다.

척추협착증은 보통 허리를 숙이면 편해지고 펴면 불편하지만 항상 그런 것도 아니다. 척추협착증도 자세히 살펴보면 추간판 탈출증이 있거나, 추간공협착증, 전방전위증, 척추분리증이 동반될 수 있다. 다양한 상황만큼 증상도 다양하다. 척추협착증 환자는 허리를 구부릴 때, 펼 때, 경사를 올라갈 때, 내려갈 때 편해지는 경우로 나누어서 운동법을 정해야 한다. 증상이 좋아지는 운동은 취하고, 상태가 나빠지는 운동은 버려야 한다.

척추협착증
치료

1
척추협착증 비수술 치료

허리디스크와 마찬가지로 신경의 염증을 줄이는 치료를 한다. 척추협착증으로 눌린 신경은 스트레스 반응 때문에 염증과 붓기가 생긴다. 진통 소염제, 신경 주사, 시술이 효과가 있다. 몸에 부담이 덜 되는 치료부터 시작한다. 주사나 약으로 증상이 좋아지면 더 이상의 치료는 필요 없다. 신경차단술 주사는 두세 번 맞아보고 효과가 없으면 다른 치료를 고려한다. 신경성형술 시술은 여러 신경에 주사액을 효과적으로 전달시키지만 병 자체를 고치진 못한다. 시술은 부분마취로 간단한 게 장점이지만 단점은 효과가 없거나 증상이 재발할 수 있다는 것이다. 수술하기 전 마지막으로 시술을 시도해봐도 되고, 시술의 효과가 없을 것 같으면 바로 수술을 하기도 한다.

주사나 시술로 통증이 어느 정도 좋아졌다면 관리를 잘해야 한다. 허리로 물건 들기, 숙여서 일하기, 오래 앉아 있기를 피해야 한다. 허리디스크와 마찬가지로 척추협착증도 걷기가 가장 좋은 운동이다.

신경차단술

얇은 바늘을 피부를 통과해 신경 주변에 위치시키고 스테로이드 주사액을 놓는다. '씨암'이라는 엑스레이 기구를 사용해 바늘 위치를 확인한다. 부작용을 많이들 걱정하지만, 신경차단술로 들어가는 스테로이드 용량으로 2회 정도 맞는 것은 대부분 문제가 없다. 스테로이드 부작용은 10회 정도 주사를 맞을 때 발생한다. 주사를 무서워하는 환자도 있는데 따끔한 정도다. 주사 시 다리 쪽으로 전기 내리는 느낌이 올 수도 있다. 주사 후 10분 정도 안정을 취하고 바로 활동이 가능하다. 주사 효과는 바로 나타나기도 하고 하루 이틀은 더 아프다가 좋아지기도 한다.

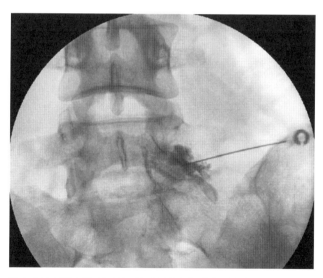

엑스레이 사진으로 보면서 바늘을 신경 주변에 위치시키고 주사액을 놓는다. 신경 주변의 염증을 가라앉힌다.

신경차단술; 허리디스크와 척추협착증 차이

허리디스크는 신경차단술 효과가 좋은 반면 척추협착증은 신경차단술의 효과가 약간 떨어진다. 허리디스크(추간판 탈출증)는 급성으로 섬유륜이 찢어지면서 수핵이 튀어나오고 주변에 염증이 생긴다. 신경차단술 주사의 스테로이드는 찢어진 섬유륜, 튀어나온 수핵의 염증을 줄이고 눌린 신경의 붓기를 줄인다. 디스크 조각도 시간이 지날수록 흡수가 되어 완치되는 경우가 많다.

척추협착증은 황색인대나 뼈가 오랜 기간 자라 들어가 신경을 누른다. 디스크처럼 흡수되거나 자연치유가 되지 않는다. 보통 나이가 들수록 병이 더 진행한다. 심하지 않은 협착이라면 효과가 좋고 오래 지속되겠지만 심한 협착이라면 주사의 효과가 없거나 증상이 재발할 것이다. 신경을 누르고 있는 병이 그대로 있기 때문이다. 그래도 주사나 약으로 증상이 호전되면 수술을 피할 수 있기 때문에 수술 전에 꼭 시도해봐야 하는 치료다.

• **신경차단술은 얼마나 자주 받아야 하나요?**

척추협착증 환자는 병이 오래되어서 신경차단술을 장기간 여러 번 맞는 경우가 많다. 단기간에는 두세 번까지만 시도한다. 두 번, 세 번 맞았는데도 통증이 심하고 일상생활에 지장이 있다면 시술이나 수술을 고려한다.

첫 번째 주사 후 증상이 많이 좋아지면 추가 주사 없이 관리를 잘하면 되고, 첫 주사 후 증상이 반 정도 좋아졌다면 일주일 뒤 추가 주사로 통증을 더 줄여본다. 증상이 얼마나 좋아졌는지 1~2주 뒤 진료실에서 확인한다. 신경차단술로 1년 정도 증상이 괜찮다면 연 단위로 주사를 맞으며 지내는 것도 괜찮다.

• 주사 맞으면 낫나요?

척추협착증 환자에게 신경차단술을 설명하면 "주사 맞으면 좋아지나요?"라고 묻는다. 심한 척추협착증은 주사에 효과가 없을 수 있다. 하지만 신경차단술은 수술을 피할 수 있는 효과적인 치료법이다. "주사 맞으면 낫나요?"라는 질문에 나는 "나았으면 하는 마음으로 놓는 겁니다. 나으면 좋은 거니 시도해봅시다."라고 대답한다.

허리 시술

시술은 보통 전신마취 없이 부분마취로 진행하여 당일 활동이 가능한 치료를 말한다. 허리 시술에는 신경성형술, 풍선확장술이 있다. 신경차단술로 효과가 없고 수술은 하고 싶지 않을 때 시술을 고려한다. 시술은 주사보다는 효과가 좋고 간단하여 몸에 부담이 없는 것이 장점이지만 비용이 많이 들고 효과가 없거나 증상이 재발할 수 있다는 것이 단점이다. 보통 신경차단술에 효과가 없고 증상이 심하다면 신경성형술도 효과가 없는 경우가 많다.

신경성형술, 풍선확장술

신경성형술은 피부를 부분마취하여 꼬리뼈 쪽으로 바늘을 넣는다. 엑스레이로 보면서 2mm 두께, 50cm 길이의 플라스틱 '카테터'를 바늘을 통해 삽입한다. 카테터는 휘어져 조종이 가능하다.

카테터 끝에 풍선 기능이 있으면 풍선확장술이라 부른다. 풍선은 이론적으로는 신경 주변에 공간을 만들고 유착박리에 도움이 되는데 효과는 신경성형술과 큰 차이가 없다.

신경성형술은 신경차단술로 효과가 없을 경우에 시도해본다. 디스크 크기를 줄이거나 협착을 제거할 수 없기에 증상 호전이 일시적일 수도 있고 효과가 없을 수도 있다. 시술받은 이후에 허리로 무거운 것을 드는 등 관리를 제대로 안 하면 통증이 다시 재발한다. 보통 주사보다는 효과가 좋지만 수술과 같은 효과를 내지는 못한다.

진통 소염제, 신경 저림 완화제, 혈액순환 개선제

척추협착증 환자에게 약을 처방하면 '단순 진통제는 치료제가 아니니 안 먹겠다'라고 하는 경우가 있다. 연세가 많은 분들은 속이 안 좋다고 약을 꺼리기도 한다. 신경의 붓기와 염증을 가라앉히는 소염제, 신경 저림 완화제를 처방받아 가지고 있으면 아플 때 병원을 방문하지 않아도 된다. 척추협착증은 눌린 신경에 혈류 공급이 잘 안 된다. 이를 개선하고자 혈액 순환 개선제를 처방한다.

초반에는 적극적으로 약을 쓰고 통증이 어느 정도 좋아지면 약을 줄이거나 끊는다. 집에 상비약으로 비치해두고 아플 때 이삼일 정도 간혈적으로 먹는다. 약을 오랜 기간 먹으면 위, 간, 신장에 무리가 간다.

견인 치료

견인은 허리를 당기는 치료다. 체중이 가해지면 디스크 높이가 낮아지고, 추간공이 좁아진다. 추간공협착이 있을 때 견인은 신경 저림을 호전시킬 수 있다. 목을 다칠 수 있는 거꾸리보다는 '허리디스크' 편에 나온 '견인 운동법'을 참조한다. 허리근육을 키워 견인 효과가 유지되도록 한다.

2
척추후궁절제술

척추협착증 수술을 받아야 하는 경우

주사나 시술로 증상이 좋아지는 사람도 있지만 척추협착증은 퇴행성 질환이기 때문에 허리디스크보다 증상이 재발하는 경우가 많다. 수차례 주사도 맞아보고 시술도 해봤는데 호전이 안 된다면 수술을 고려해야 한다. 엉치가 빠지는 것 같고 조금만 걸어도 허벅지, 오금, 장딴지가 저려서 걷지 못하겠다고 한다. 감각이 무뎌지고 심하면 회음부 감각까지 떨어진다.

건강하게 천수를 누리고 살려면 운동을 해야 한다. 나이 들어서도 할 수 있는 가장 좋은 운동은 걷기다. 걷기로 체중 감량, 당뇨병, 심장병 등을 포함한 성인병을 예방할 수 있다. 척추협착증이 심하면 10분도 걷기 힘드니 운동은 언감생심이다. 30분 이상 걷지 못한다면 수술을 받아서 잘 걷는 것이 건강하게 오래 살 수 있는 비결이다. 척추협착증 수술 후 수명과 활동력이 늘어난다.

척추협착증 수술 방법

척추협착증 수술 방법을 결정하는 것은 허리디스크보다 복잡하다. 허리디스크는 현미경이나 내시경으로 제거하면 되는데 척추협착증은 현미경 후궁절제술, 척추 내시경, 척추인대재건술, 척추유합술로 수술 방법이 여러 가지다. 증상, 주된 병변, 디스크 높이, 불안정성 등을 고려해서 수술 방법을 결정한다.

신경이 눌린다면 후궁절제술(현미경, 내시경), 디스크 탈출이 같이 있으면 디스크 제거술, 척추가 불안정하거나 추간공이 좁다면 척추인대재건술, 불안정증 및 전방전위증이 심하거나 추간공이 완전히 막혔다면 척추유합술을 한다.

척추후궁절제술

척추후궁절제술은 두꺼워진 황색인대를 제거하여 신경 눌림을 풀어주는 수술법이다. 후궁절제술, 현미경 감압술이라고도 부른다.

전신마취 후 3cm 피부 절개를 하여 현미경으로 보면서 뼈와 뼈 사이로 접근한다. 협착이 있는 곳에 구멍을 만들어 신경이 눌리지 않게 한다. 척추관절을 보존하여 나사못 고정을 하지 않도록 하는 것이 중요하다. 척추협착증 수술을 할 때 디스크는 건드리지 않아야 하지만 추간판 탈출증이 동반되어 있으면 디스크 조각도 같이 제거해준다.

3cm 피부 절개인 현미경 수술보다 더 작은 절개를 원한다면 허리 내시경을 선택한다. 양방향 척추 내시경과 PSLD 내시경을 통해 후궁절제술을 시행할 수 있다. 다만 너무 심한 협착증, 여러 마디를 수술해야 하는 경우에는 수술 시간이 길어지고 완전한 감압이 어려울 수 있으므로 척추 내시경보다 현미경 수술이 더 좋다.

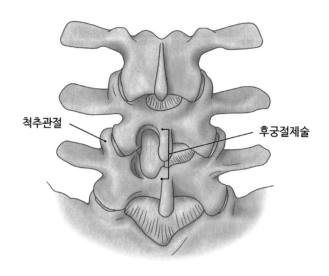

척추후궁절제술: 현미경으로 보면서 5mm 미만의 척추 뒤쪽 뼈(후궁)를 고속 연마기로 갈아내고 두꺼워진 황색인대를 제거한다. 후궁절제술 후 만들어진 구멍으로 척추신경이 보인다. 척추관절을 보존하는 것이 중요하다. 척추관절 손상으로 불안정성이 발생하면 나사못을 이용한 척추유합술을 해야 한다.

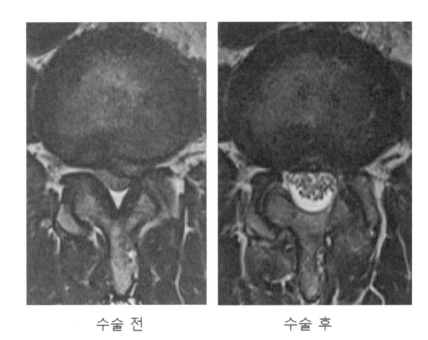

수술 전   수술 후

척추후궁절제술: 추간판 탈출증과 척추협착증이 동반되어 신경이 눌려 있다. 후궁절제술 후에는 눌렸던 신경이 원형으로 펴져 하얗게 보이고 신경 다발도 잘 보인다.

• **황색인대를 제거하면 빈 공간은 어떻게 되나요?**

황색인대가 비정상적으로 두꺼워져 신경을 누르고 있는 병이 척추 협착증이다. 황색인대를 제거하고 나면 신경이 원래 모양으로 펴지고 그 자리를 차지하게 된다.

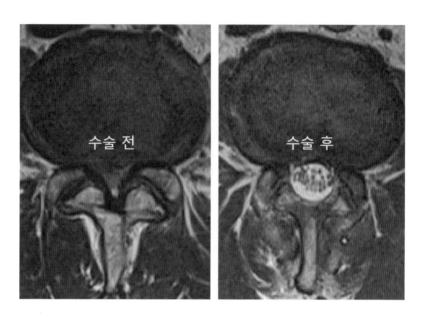

수술 전 신경이 심하게 눌려 있다가 황색인대가 제거된 후 신경이 원형으로 펴졌다.

척추협착증 수술 후 경과

보통 다리 저림이 많이 좋아지는데 디스크 수술보다는 잔여 통증이 남는 경우가 많다. 통증의 80% 정도는 바로 좋아지고 3~6개월이 지나면서 20% 정도의 통증이 남는다. 통증이 완전히 사라지면 좋겠지만 신경이 오랫동안 세게 눌려 있었다면 다 회복되지 않을 수도 있다. 수술 전 항상 저리던 것이 수술 후 한 달에 한두 번씩 저리기도 한다. 그래도 환자들은 수술 전보다 더 오래 부드럽게 잘 걷게 되어 만족한다.

• 척추협착증 수술을 했는데도 다리가 저려요

후궁절제술 후 심한 엉덩이, 허벅지 저림은 바로 좋아진다. 힘들어서 10분도 못 걷던 환자가 30분에서 한 시간 정도는 걸을 수 있게 된다. 그래도 다리 저림이나 전기 쏘는 느낌이 남아 있을 수 있다.

척추협착증은 증상이 오래된 경우가 많다. 적게는 몇 년에서 많게는 30년까지 참다가 수술을 받는다. 신경이 오랫동안 눌린 만큼 회복되는 데도 시간이 걸린다. 증상이 오래된 환자일수록 수술 후에도 다리가 시리다고 한다. 이런 불편함도 수술 후 3~6개월이 지나면 서서히 좋아진다. 추간공협착증 수술도 후근신경절의 눌림으로 수술 후 잔여 통증이 남는 경우가 많다. 발가락의 무딘 감각은 제일 늦게 좋아지거나 잘 안 돌아온다. 허리에서 가장 먼 발가락 말초의 신경 회복이 가장 느리기 때문이다.

환자들은 내 살 같지 않아서 불편하지만 수술 전과 같은 통증은 없어져 괜찮다고 한다. 발바닥이 "스펀지 밟는 것 같다", "자갈, 모래 위를 걷는 것 같다" 하는 증상도 회복이 느리다. 잔여 통증의 치료를 위해 약, 신경차단술이 도움된다. 오래 눌렸던 신경이 회복되려면 시간이 필요하다.

척추협착증 수술 후 저림의 치료

수술 후에 다리가 많이 저리다면 약을 먹거나 신경차단술이 도움이 된다. 수술 전에 효과가 없던 신경차단술이 효과가 있을까? 눌려 있던 신경을 수술로 풀어놓으면 신경이 붓는다. 부은 신경을 안정시키기 위해서 신경차단술을 하는 것이다. 수술한 다음에 놓는 주사는 수술 전보다 효과가 좋다.

3
척추인대재건술

디스크가 퇴행성으로 망가지고 불안정해지면 신경 뒤에 있는 황색인대가 안정성을 높이기 위해 두꺼워진다. 현미경 후궁절제술은 뼈 사이의 공간으로 접근하여 두꺼워진 황색인대를 제거해 신경을 감압하는 수술이다. 두꺼워진 황색인대를 제거하면 척추가 더 불안정해질 수 있다. 척추의 안정성을 높이기 위한 수술법이 척추인대재건술이다. 인공 인대를 위아래 뒤쪽 척추뼈에 감아주어 안정성을 높인다.

초기 척추전방전위증은 척추유합술을 안 하고 척추인대재건술로 고칠 수 있다. 안쪽(척추관), 바깥쪽(추간공) 동시에 발병한 디스크도 척추유합술 없이 척추인대재건술로 치료한다. 뒤쪽 뼈 사이에 쿠션을 받치면 낮아진 디스크 높이를 회복하여 추간공협착을 해결할 수 있다. 나사못을 넣는 척추유합술로 치료해야 했던 환자들을 더 간단한 방법으로 고칠 수 있다. 척추유합술은 수술도 더 크고, 장기적으로 인접 마디의 퇴행성 변화가 생길 수 있는 단점이 있다.

척추인대재건술은 작은 피부 절개로 척추 마디에 안정성을 주는 수술법이다. 수술은 간단할수록 좋다.

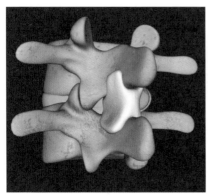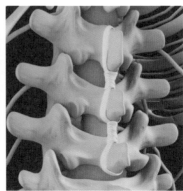

척추인대재건술: 쿠션은 디스크 높이가 낮아지거나 추간공이 좁아지는 것을 막는다(좌측), 척추 인공 인대는 허리 굴곡 시 뒤에서 안정성을 높이며 잡아주는 역할을 한다(우측).

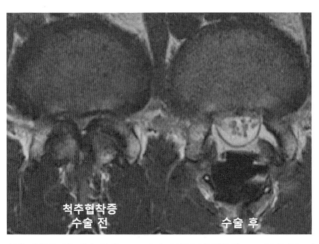

척추인대재건술 수술 전후 MRI 사진: 심한 척추협착증으로 신경이 눌려 있다. 후궁절제술 후 신경이 동그랗게 펴지고 안에 신경 다발들이 보인다. 쿠션과 인공 인대로 척추인대재건술을 시행했다.

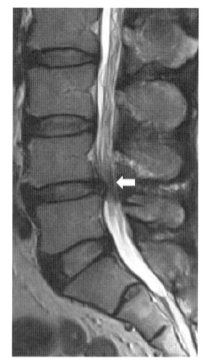
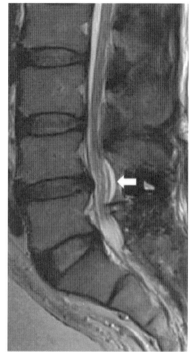

척추협착증   수술 후

척추인대재건술 MRI 사진: 척추협착증이 심해서 신경이 모래시계 가운데 부위처럼 잘록하게 눌려 있다(좌측 화살표). 후궁절제술 후 신경길이 넓어진 것을 볼 수 있다(우측 화살표). 우측 화살표 뒤로 쿠션이 보인다.

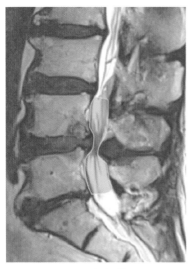 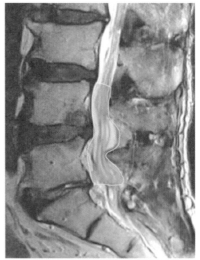

수술 전   수술 후

수술 전 사진에서 척추협착증의 전형적인 모래시계 모양이 보인다. 신경이 뭉쳐 있다. 수술로 황색인대를 제거하였고 신경이 부풀어서 항아리 모양으로 보인다. 여러 개의 얇은 전선 같은 신경 다발이 잘 보인다.

4
척추전방전위증, 척추분리증

척추전방전위증

척추뼈 하나가 아래 뼈에 비해서 앞으로 미끄러지는 것을 척추전방전위증이라 한다. 척추뼈가 앞으로 밀리면서 중간의 신경이 눌리게 된다. 신경이 눌리니 일종의 협착증이며 증상도 비슷하다. 걸을 때 엉치, 다리 저림이 심해진다. 척추전방전위증은 허리 통증도 동반된다. 일반적으로 척추협착증은 허리를 숙이면 편해지는데 척추전방전위증은 숙일 때 저림이 생긴다. 엎드려 누워도 불편하다.

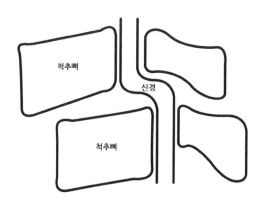

척추전방전위증: 척추전방전위증이 있으면 위의 척추뼈가 아래 척추뼈에 비해 앞으로 밀린다. 이를 '미끄러진다, 어긋난다, 층이 진다'라고도 표현한다. 신경이 눌려 척추협착증이 생긴다.

척추전방전위증의 원인

척추전방전위증은 퇴행성 척추전방전위증과 척추분리증으로 인한 척추전방전위증으로 나눈다. 디스크가 퇴행성으로 약해지면 높이도 낮아지고 앞뒤로 잡아주는 힘도 약해져 뼈가 흔들리게 된다. 척추 후관절이 벌어져도 척추뼈가 흔들린다. 불안정한 척추를 잡아주려고 황색인대가 두꺼워지면서 척추협착증이 더 심해진다. 척추분리증 없이 뼈가 어긋나는 것을 퇴행성 전방전위증이라 한다.

뒤쪽 척추뼈에 금이 가거나 골결손이 발생하면 척추는 앞뒤로 분리가 되면서 미끄러진다. 이를 척추분리증으로 인한 척추전방전위증이라 한다.

퇴행성 척추전방전위증의 전단계; 척추불안정증

허리디스크가 퇴행성으로 망가지면 디스크 외벽의 단단함이 없어진다. 디스크가 푸석푸석해지면서 불안정해진다. 앞이 내려앉을 수도 있고 척추뼈 자체가 앞뒤로 흔들린다. 허리를 구부리고 펴서 찍은 두 장의 엑스레이 사진에서 뼈가 흔들리는 것을 볼 수 있다. 이전 척추 수술로 척추뼈를 많이 제거하고 후관절의 손상이 있었으면 척추불안정증이 생길 수 있다. 척추불안정증이 심해지면 뼈가 앞으로 밀리는 퇴행성 척추전방전위증이 생길 수 있다.

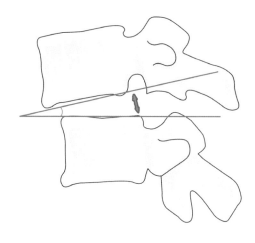

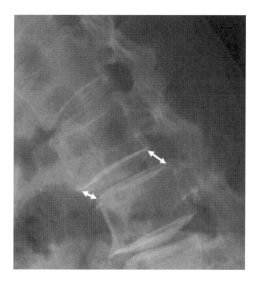

척추불안정증: 주로 허리를 숙일 때 뒤쪽 디스크 공간이 벌어지거나 척추뼈가 앞으로 밀린다. 척추불안정증이 있으면 허리 통증 및 다리 저림이 나타날 수 있다.

척추분리증

척추 뒤쪽 뼈에 금이 가고 척추뼈가 앞뒤로 분리된다. 선천적으로 골결손이 있거나 반복적인 스트레스로 뼈에 골절이 생긴다. 척추 뼈가 앞뒤로 분리된 상태에서 시간이 지날수록 전방전위증이 진행할 수 있다. 무거운 것을 들거나 허리에 무리를 주는 노동을 계속하면 분리되어 있던 뼈가 앞으로 밀리면서 전방전위증이 발생한다. 척추분리증이 먼저 생기고 척추전방전위증은 나중에 발생하는 병이다.

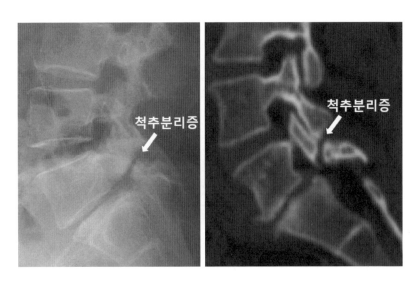

척추분리증은 척추 뒤쪽 뼈에 금이 가는 병이다. 엑스레이(왼쪽 사진)나 CT(우측 사진)에서 골결손 부위가 보인다(화살표).

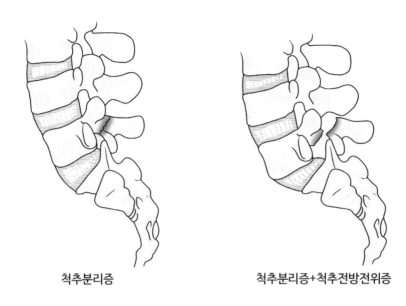

척추분리증   척추분리증+척추전방전위증

척추분리증과 척추전방전위증: 척추 뒤쪽에 금이 가면 척추분리증이 생긴다(왼쪽 그림).
척추뼈가 앞으로 밀리면서 전방전위증이 생긴다(우측 그림).

척추전방전위증과 척추분리증의 증상

척추분리증은 있지만 아직 척추전방전위증이 진행하지 않은 경우
도 있다. 이때는 주로 허리의 욱신거리는 통증 및 뻐근함을 호소한
다. 간혹 엉덩이, 다리가 저릴 수도 있다. 척추분리증이 있는 환자
는 무거운 것을 들지 않도록 한다. 허리를 다치거나 무거운 것을 들
때 전방전위증이 진행될 수 있다.

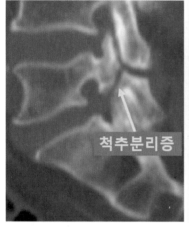
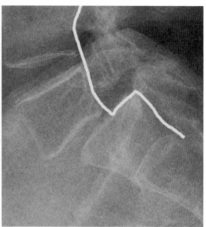

척추분리증 CT 사진　　　　　척추분리증+ 척추전방전위증

척추분리증, 척추전방전위증: 왼쪽 사진 뒤쪽 뼈에 척추분리증이 보인다. 현재 전방전위증은 없다. 우측 엑스레이 사진에서는 척추분리증이 있는 환자에게 척추전방전위증이 발생했다.

척추전방전위증이 진행되면 신경이 눌리고 엉덩이, 다리 저림 증상이 생긴다. 척추협착증 증상에 허리 통증까지 동반된다.

척추전방전위증의 치료

심하지 않은 척추전방전위증은 약물, 신경차단술로도 증상이 좋아진다. 1단계 척추전방전위증은 척추인대재건술로도 좋은 결과를 얻을 수 있다. 2단계 이상 진행된 척추전방전위증은 척추유합술로 고쳐야 한다.

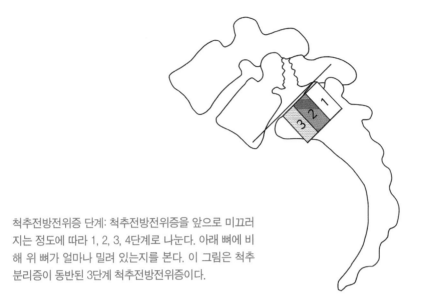

척추전방전위증 단계: 척추전방전위증을 앞으로 미끄러지는 정도에 따라 1, 2, 3, 4단계로 나눈다. 아래 뼈에 비해 위 뼈가 얼마나 밀려 있는지를 본다. 이 그림은 척추분리증이 동반된 3단계 척추전방전위증이다.

허리가 불안정하다면; 척추유합술

척추전방전위증, 척추분리증, 척추불안정증에 약물, 주사 치료를 했음에도 효과가 없고 증상이 심하다면 수술을 고려한다. 흔들리고 어긋난 척추뼈를 원래 모양으로 복원시키고 고정해야 한다. 척추유합술은 디스크에 인공뼈를 받치고 척추뼈에 나사못(핀, 철심, 쇠)을 넣는 수술법으로 허리 통증과 다리 저림을 가장 확실하게 고칠 수 있는 수술법이다. 우리 몸의 관절 통증은 불안정해서 발생하는 경우가 많다. 움직임이 없는 곳에 통증도 없다.

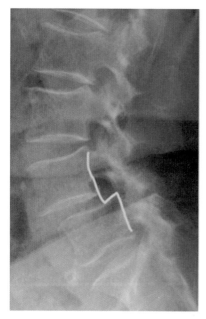
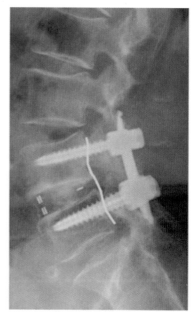

척추전방전위증   척추유합술

척추전방전위증에 척추유합술을 시행하여 뼈의 정렬을 맞췄다. 척추유합술로 디스크의 높이가 높아졌고, 뒤쪽 뼈가 어긋나고 층이 진 것이 일자로 교정되었다.

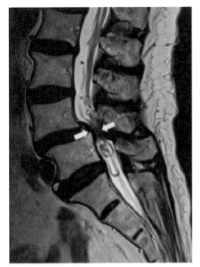 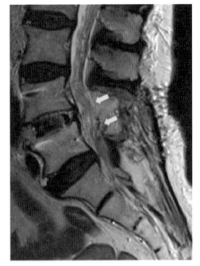

| 척추전방전위증, 척추협착증 | 수술 후 |

척추전방전위증이 심하면 척추협착증이 동반된다. 신경 다발이 좁은 길을 통과하면서 뭉쳐 보인다. 수술로 척추뼈의 정렬이 맞고 뒤쪽 신경이 눌린 척추협착증도 해결되었다.

5
척추유합술

나사못과 인공뼈를 이용해 두 개의 척추뼈를 붙이는 수술을 척추유합술이라고 한다. "철심을 넣는다", "쇠, 핀을 박는다"라고 설명하기도 한다. 척추유합술은 척추 수술 중 가장 확실하게 병을 고치는 수술법이다. 디스크 높이를 복원하여 허리 통증, 다리 저림을 감소시킨다. 아픈 관절의 움직임을 없애서 병의 재발이 없는 것이 장점이다. 다만 수술 시 근육, 뼈의 손상이 다른 최소침습 수술법보다 많다. 수술 후 그 마디에 병은 안 생기지만 위아래 마디에 인접 분절 퇴행성 변화가 빨리 생기는 단점이 있다.

척추유합술 수술 방법

척추협착증에 불안정증이 동반되거나, 척추전방전위증이 있다면 척추유합술을 한다. 수술 과정을 살펴보면 앞으로 밀려 있는 뼈를 원래 위치로 교정하고 내려앉아 있는 디스크 높이를 복원한다. 예를 들어 4-5번 디스크에 문제가 있으면 이를 제거한다. 디스크 높이가 잘 유지되도록 원통 모양의 케이지 안에다가 이식용 뼈를 채

위서 4-5번 디스크 공간에 넣는다. 4번 뼈에 나사못 두 개, 5번 뼈에 나사못 두 개를 삽입한다. 최소침습 수술은 구멍 같은 작은 피부 절개를 통해 나사못을 넣는다. 4-5번 척추뼈 사이로 케이지가 앞에서 받쳐주고 뒤에서는 나사못이 뼈들을 움직이지 않게 고정한다. 3개월 정도 지나면 4번 척추뼈와 5번 척추뼈는 골유합이 되어 움직임이 없어진다.

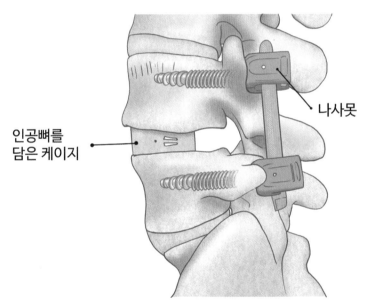

나사못

인공뼈를
담은 케이지

척추유합술: 디스크를 제거하고 이식용 뼈를 담은 케이지를 넣는다. 디스크 높이와 척추 정렬을 복원한다. 케이지 안의 뼈를 통해 4번과 5번 뼈의 골유합을 유도한다. 단단한 고정을 위해 나사못 네 개를 삽입하고 서로 연결하여 고정한다.

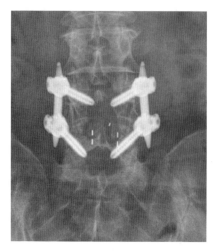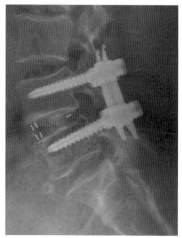

척추유합술 엑스레이 사진: 앞에서 보면 나사못 네 개가 다 보이고(왼쪽 사진), 옆에서 보면 두 개만 있는 것처럼 겹쳐 보인다(우측 사진). 척추뼈 정렬이 잘 맞고 높이가 케이지에 의해 복원되었다.

왜 척추를 유합 시키나요?

몸의 다양한 관절을 치료하는 정형외과는 뼈를 굳히는 유합술을 많이 한다. 관절에 통증이 생기는 이유는 움직임이 있어서다. 손가락 관절염을 예로 들면 손가락을 구부리고 펼 때 아프다. 골절된 뼈가 아픈 이유도 불안정하기 때문이다. 부러진 뼈는 금속판을 대어 뼈를 유합시킨다. 손가락 관절염, 발목 관절염이 심하면 관절의 움직임을 없애기 위해 유합술을 하기도 한다. 두 뼈를 하나의 뼈로 굳히는 거다.

발목 관절염으로 통증이 심해서 못 걷던 환자도 유합술을 하면 잘 걷게 된다. 발목 위아래 움직임이 없어지지만 통증 또한 없어진다.

척추는 디스크에서 움직임이 생긴다. 허리가 불안정하면 아프다. 이를 안 움직이게 하면 많은 증상이 좋아진다. 허리에는 5개의 디스크가 있어서 한 마디 유합술로는 허리를 구부리고 펼 때 움직임의 차이가 거의 없다. 척추유합술을 하면 그 마디에는 더 이상 병이 안 생기고 통증도 없다. 디스크 병을 가장 확실하게 고칠 수 있는 방법이다. 디스크 탈출증, 재발성 디스크, 바깥쪽 디스크, 척추협착증, 추간공협착증, 퇴행성 디스크, 척추전방전위증, 척추분리증 등 거의 모든 병을 척추유합술로 고칠 수 있다. 척추유합술은 큰 칼이고, 미세침습 수술법들은 작은 칼이다. 큰 칼로 모든 병을 고칠 수 있지만 작은 칼로 고칠 수 있는 병들은 작은 칼로 고치는 것이 좋다. 다만 큰 칼을 써야만 하는 상황(척추불안정증, 감염, 염증성 디스크)에서는 척추유합술로 확실히 고쳐야 한다.

* 척추 한 마디 유합술은 허리 움직임의 차이가 없지만 두 마디 이상이 되면 환자도 허리 움직임의 제한을 느낀다. 세 마디 이상 고정을 하면 바닥에 앉거나 앉았다 일어날 때 허리가 불편할 수 있다. 허리를 숙이는 동작은 고관절에서 움직임이 많이 일어나 크게 불편하지는 않다.

척추유합술의 단점; 수술 위험성, 인접 분절 질환

척추유합술은 우선 수술이 크다. "허리는 수술하지 말라던데"라는 말이 아마도 다분절 척추협착증을 척추유합술로 고치고 난 후 불편한 환자들이 하는 말일 수 있다. 현미경 디스크 수술, 후궁절제술보다 수술 시간이 길고, 피도 많이 나며, 그만큼 회복할 때도 힘들다. 그래서 웬만한 디스크, 척추협착증은 척추유합술을 하지 않고 고치는 것이 좋다.

척추유합술의 다른 단점은 10년 뒤 척추유합술을 한 인접 마디에 병이 빨리 생기는 것이다. 인접 마디는 유합술을 한 위아래 디스크를 지칭한다. 이해를 돕기 위해 손가락을 예로 들겠다. 손가락을 구부리고 펼 때 모든 관절이 제 역할을 하면 움직임이 자연스럽다. 만약 중간 마디를 고정시키면 손가락 끝의 관절만 움직여서 관절이 빨리 망가질 것이다. 여러 마디가 조화롭게 움직여야 하는데 고정된 곳 인접 관절에 스트레스가 집중된다. 4-5번 요추 유합술을 했으면 3-4번, 5-6번 척추 마디에 퇴행성 변화가 빨리 올 수 있다. 인접 분절 질환으로 10년째 재수술을 받을 확률은 10% 정도이다. 인접 분절 질환은 한 마디보다는 여러 마디 유합술을 했을 때 발생할 가능성이 높다.

척추유합술 후 인접 분절 질환을 예방하려면 허리에 무리가 가지 않게 해야 한다. 허리로 물건 들기, 숙여서 일하기, 오래 앉아 있기가 위아래 디스크에 스트레스를 줄 수 있으므로 피하는 것이 좋다. 척추유합술을 했으면 노동은 피하고, 걷기 등 허리에 좋은 운동만 하면서 관리를 잘해야 한다.

* 척추인대재건술: 전방 쏠림이 심하지 않은 1단계 전방전위증은 나사못을 넣지 않고 감압술만 하거나 감압술 후 척추인대재건술을 할 수 있다. 큰 수술 없이 최소한의 수술로 고치는 것이 결과가 좋다.

척추유합술의 여러 방법

척추유합술 부위에 따라 접근을 다르게 할 수 있다. 예를 들어 배, 옆구리, 등 뒤로 케이지의 삽입이 가능하다. 어느 방향으로 수술하든 뼈만 확실하게 유합이 되면 된다. 각 접근법의 장단점을 살펴보자.

- ALIF(전방경유 척추유합술): 배로 접근하여 혈관을 피해 큰 케이지를 넣을 수 있다. 요추 2번~천추 1번까지 수술이 가능하다. 골다공증이 심한 경우, 여러 분절을 수술해야 하는 경우, 전만을 얻기 위해 각도 교정을 많이 해야 할 때 ALIF를 시행한다.

- TLIF(후측방경유 척추유합술): 등 뒤로 수술을 하는데 추간공을 통해 신경을 당기지 않고 케이지를 넣을 수 있다. Mini-TLIF는 근육 손상도 상대적으로 적고 신경 감압도 얻을 수 있는 것이 장점이다. 케이지 크기가 작은 것은 단점이다.

- PLIF(후방경유 척추유합술): 등 가운데로 접근하여 수술한다. 가장 오래된 수술법이다. 신경 눌림이 많을 때 신경 감압을 가장 확실히 할 수 있다. 근육, 뼈 손상이 많고 신경을 당겨서 수술해야 하는 단점이 있다. 케이지 크기가 작다.

- DLIF(옆구리 척추유합술): 흉추 11번에서 요추 3번까지 접근이 가능하다. 신경을 보지 않고 유합을 얻고자 할 때 시행한다. 비교적 큰 케이지의 삽입이 가능하다.

- OLIF(전측방 척추유합술): ALIF와 마찬가지로 배로 접근하여 혈관과 근육 사이로 비스듬하게 들어간다. ALIF와 큰 차이가 없다.

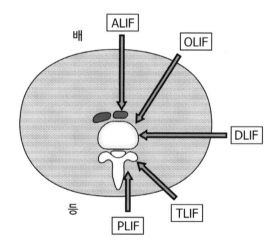

척추유합술의 다양한 접근법: 디스크를 제거하고 케이지를 삽입하기 위해 여러 방향에서 접근할 수 있다. 방향에 따라 ALIF, OLIF, DLIF, TLIF, PLIF라 부른다.

척추유합술을 위한 여러 접근 방법이 있지만 보통은 후방 접근법을 많이 사용한다. 다양한 접근법의 장단점을 알고 알맞은 방법을 사용하면 수술 결과가 더 좋다. 척추유합, 신경 눌림, 골다공증 등 여러 상황을 고려하여 가장 좋은 수술 접근법을 선택해야 한다. 산 정상을 올라갈 때 여러 길이 있지만 쉽고, 확실하고, 안전한 방법으로 올라가는 것이 좋다.

전방경유 척추유합술; 척추 수술을 배로 한다고요?

배를 절개해서 수술한다고 하면 환자분들이 놀라신다. 전방경유 척추유합술은 큰 케이지를 넣을 수 있어 빨리, 확실하게 골유합을 얻을 수 있다. 고령의 환자는 골다공증으로 뼈가 대부분 약하다. 뼈가 약하면 케이지가 뼈를 파고들고, 내려앉는 경우도 생긴다. 뼈가 안 붙는 불유합도 걱정이 된다. 케이지의 면적이 넓으면 뼈가 안정적으로 빨리 붙는 데 도움이 된다. 골프선수 타이거 우즈도 ALIF 수술을 받고 다시 우승을 했다. 배꼽으로도 전방경유 유합술이 가능해 상처가 거의 안 보이게 수술할 수 있다.

후방경유 유합술을 할 때는 허리 뒤쪽 근육과 뼈를 제거해야 하기에 피가 많이 난다. 전방 접근 시에는 근육, 뼈 손상으로 인한 출혈은 적다. 다만 복부 혈관 손상에 주의해야 하고, 수술 후 다리가 붓는 일이 생길 수 있다.

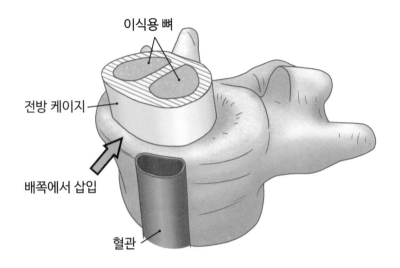

이식용 뼈

전방 케이지

배쪽에서 삽입

혈관

전방경유 척추유합술: 앞의 혈관을 젖히고 큰 케이지를 넣을 수 있다. 케이지는 안에는 인공뼈나 자가골을 넣어서 척추체간의 유합을 유도한다. 케이지가 클수록 고정이 안정적이고 뼈도 잘 붙는다.

후방경유 척추유합술

척추협착증, 추간공협착이 심하면 후방 접근으로 눌린 신경을 풀어
줘야 한다. 이후 신경을 젖히고 디스크를 제거한 후 인공뼈를 담은
케이지를 넣는다. 척추신경을 다치지 않게 하기 위해 작고 길쭉한
케이지를 넣어야 한다. 후방경유 척추유합술의 장점은 수술 시간
이 짧고, 신경 눌림의 감압이 가능하며, 피부 절개가 작은 것이다.
후방경유 척추유합술도 수술 결과가 좋지만 골유합에 있어서는 전
방 유합술이 더 우수하다.

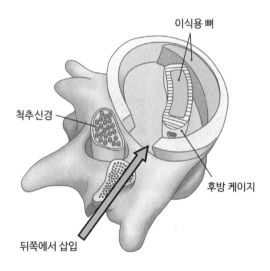

후방경유 척추유합술: 후방 뼈와 인대를 제거하고 디스크에 도달한다. 디스크를 제거한
후 골유합을 위해 인공뼈를 앞쪽에 채운다. 척추신경을 조심하면서 인공뼈를 담은 케이지
를 넣는다. 후방 케이지는 전방 케이지에 비해 크기가 작다.

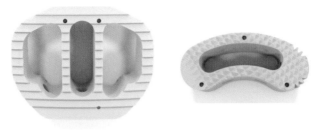

| 전방 케이지 | 후방 케이지 |

배로 접근하는 ALIF 전방 케이지가 훨씬 더 크고 넓다. TLIF, PLIF 후방 케이지는 척추신경 사이로 삽입해야 하므로 크기가 작다. 전방 접근에서 더 확실한 골유합을 기대할 수 있다.

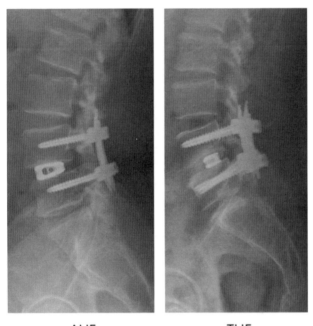

| ALIF | TLIF |

척추뼈 사이에 위치한 케이지의 크기 차이를 보면 ALIF가 TLIF보다 훨씬 더 크다. ALIF 케이지가 뼈를 안정적으로 받치고 골유합을 더 잘 얻을 수 있다.

척추유합술을 했는데 뼈가 안 붙으면 어떻게 되나요?

척추유합술 후 3개월 정도 지나면 골유합이 된다. 골유합 성공률은 90% 정도다. 조심해야 할 기간에 허리를 구부리고 펴는 등 많이 움직였다면 뼈가 안 붙을 수 있다. 뼈가 붙는 과정은 인공뼈와 척추뼈 사이에 골세포가 자라 들어가 뼈끼리 연결된다. 세포 단위의 아묾인데 한번 숙여서 뼈 사이가 벌어지면 처음부터 시작하는 것과 같다. 척추유합술 후 한 달째 괜찮은 것 같아 시험 삼아 허리를 숙이거나 비틀면 척추뼈와 케이지 사이가 벌어진다. 아물던 뼈가 벌어져서 뼈가 붙으려면 이때부터 다시 석 달의 시간이 걸린다. 이런 일이 반복되면 뼈는 더 이상 붙지 않는다.

수술 후 6개월이 지났는데도 뼈가 안 붙는 것을 불유합이라 한다. 유합술을 했는데 뼈가 안 붙으면 괴로워진다. 허리에 끊어질 듯한 통증과 엉덩이, 다리 저림이 생겨 수술 만족도가 떨어진다. 불유합이나 뼈가 무너지면 재수술로 해결하기도 어렵다. 이런 후유증이 생기지 않게 하려면 석 달째까지 허리 보호대를 잘 착용하고 숙이지 않아야 한다. 의사는 웬만한 움직임에 뼈가 벌어지지 않게끔 나사못 고정도 잘해야 하고 올바른 크기의 케이지를 넣어야 한다.

나이가 들면 뼈가 붙는 능력도 떨어진다. 골다공증으로 약한 뼈가 무너지는 일도 생긴다. 케이지가 아래 척추뼈를 파고들면서 내려앉으면 신경 구멍이 좁아지고 신경이 눌리게 된다.

엉덩이, 다리 저림이 생긴다. 골다공증이 심한 환자는 인공뼈에 골유합이 잘 되게 하는 물질이나 골형성촉진 골다공증 주사를 사용하는 것이 좋다.

움직이지 않아야 할 관절이 흔들리면 아프다. 완전히 붙어버린 관절에는 통증이 없다. 뼈를 굳히는 수술을 했으면 의사와 환자는 최선을 다해서 골유합을 얻어야 한다.

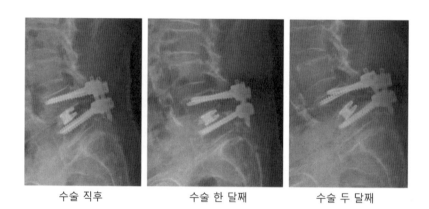

수술 직후   수술 한 달째   수술 두 달째

TLIF 고정술 실패 사례: 수술 직후에서는 나사못과 케이지의 위치가 괜찮다. 한 달 후 사진에서 위쪽 나사못 하나가 뒤로 빠지고 있다. 두 달 후 사진에서 보면 케이지가 아래쪽 뼈를 파고들어 내려앉았고 나사못은 더 뒤로 빠졌다. 전방전위가 심하거나 골다공증이 심할 경우 실패 가능성이 높아진다.

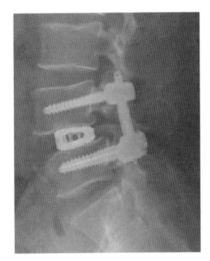 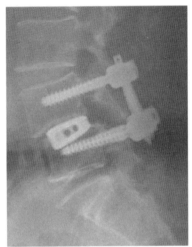

수술 직후   수술 두 달째

ALIF 고정술 실패 사례: ALIF 케이지도 뼈를 파고들 수 있다. 뼈가 내려앉으면 허리 및 엉덩이 저림이 나타난다. 더 무너지지 않도록 허리 보호대를 잘 착용하고 필요하다면 골다공증 주사를 맞는다. 이 상태로 골유합이 되면 증상은 좋아진다.

6
척추협착증 수술에 관한 질문들

척추협착증 수술은 언제 하는가?

척추협착증은 퇴행성 질환이다. 짧게는 몇 년에서 길게는 수십 년 동안 병이 진행되었다. 상당히 불편해져야 병원을 찾는다. 다리가 저려서, 종아리가 터질 것 같아서 5분을 못 걷는 환자도 있고, 30분은 걸을 수 있는데 가다 서다를 반복해야 하는 환자도 있다.

신경차단술과 약물 치료를 해도 효과가 없을 수 있다. 두 번 이상의 신경차단술, 신경성형술을 했는데 너무 괴롭다면 수술을 고려해야 한다. 의사가 MRI와 환자의 증상을 종합해서 수술 상담을 하지만 수술을 결정하는 것은 환자다. 다른 치료로 좋아지지 않고 많이 불편하다면 수술을 받을지 생각해봐야 한다.

수술하실 생각 있어요?

"다른 치료는 효과가 없고 수술로 고쳐야 하는데 수술하실 생각 있어요?" 두 번 이상의 신경차단술, 신경성형술을 받은 환자의 MRI 사진상 척추협착증이 심하고 증상이 불편하다고 여겨질 때 내가 환자에게 하는 질문이다. 증상도 심하고 MRI 모양도 나쁜데 수술은 하지 않겠다는 분들이 있다. 아마도 증상이 그렇게 불편하지 않은 것일 수 있다. 수술에 대한 두려움이 지금의 불편함보다 더 큰 것이다. 많이 아프고 불편하다면 수술을 선택할 것이다. 수술의 위험성이나 두려움이 과장되었고 환자가 수술로서 더 좋은 삶을 살 수 있다 판단되면, 의사는 정확하게 설명해주고 환자를 안심시켜야 한다.

수술은 100% 안전한가요?

"척추 수술은 하면 안 된다"라는 말을 흔히 들을 수 있다. 잘못된 척추 수술의 후유증은 크다. 환자가 수술을 받겠다는 확신이 없으면 하지 않는 것이 맞는다. 수술 결과는 100%가 아니기 때문에 약간의 위험을 감수해야 한다. 재테크를 하면서 투자에 따르는 위험은 본인이 감수해야 하는 것과 같다.

믿을 수 있는 병원, 의사를 찾아도 100%를 장담할 수 없다. 99% 안전해도 1%가 나한테 생기면 100%다. 이러한 위험을 안고 수술을 결정할 수 있는 것은 현재 삶에 대한 불만족, 통증 때문이다. 위험을 감수하겠다는 결심이 섰을 때만 수술을 받아야 한다.

수술하면 다 좋아지나요?

척추협착증 수술을 통해 많은 증상이 좋아지는 것은 사실이다. 하지만 "100% 좋아지나요?"라고 물어보면 "그렇지는 않다"고 답한다. 물론 100% 좋아지는 환자도 간혹 있다. 척추협착증은 신경이 상당 기간 동안 눌려 있는 병이다. 척추협착증은 수술하면 저리고 아픈 것의 80%는 바로 좋아지고 20% 정도 잔여 통증이 남는다. 20% 남은 통증은 시간이 지날수록 호전된다. 다리로 쏘는 통증이 매일 있었다면, 수술하고는 일주일에 한 번 찌릿하는 정도로 좋아진다.

저리고 아픈 것은 바로 좋아지지만 감각이 무딘 것은 회복이 느리다. 특히나 발바닥, 발가락 끝의 무딤은 제일 늦게 회복된다. 신경이 몸통 중심부터 말초로 회복되기 때문이다. 그나마 다행인 건 무딘 것은 아픈 것보다 불편함이 덜하다는 점이다. 발바닥이 시리고, 벌레가 기어가는 느낌, 물 흐르는 느낌, 모래, 자갈 위를 걷는 느낌은 심한 신경 손상을 의미한다. 수술을 해도 증상이 완전히 좋아지지 않을 수 있고 6개월에서 1년 정도 회복 기간이 필요하다.

수술하고도 증상이 남는 경우

오래된 심한 척추협착증이나 디스크는 수술하고도 잔여 증상이 있을 수 있다. '토요일 밤 증후군', '토요일 밤 마비'라는 병이 있다. 남자가 여자에게 팔베개를 해주고 잠이 들어, 손의 마비가 오는 병이다. 팔베개를 잠깐 동안만 해주면 잠시 저리고 말지만 밤새 신경이 눌리면 팔이 마비되는 것이다. 마비된 손이 회복되는 데 3~6개월 정도 걸린다. 허리 신경도 마찬가지다. 잠깐 눌리면 회복되지만 오랜 기간 눌린 신경은 그만큼 회복 시간도 오래 걸린다.

추간공디스크, 추간공협착도 수술 후 후유증이 오래가는 병이다. 추간공은 신경이 나가는 구멍인데 척추신경이 도톰해지고 가장 민감한 후근신경절이 위치한다. 후근신경절이 눌리면 심한 통증을 호소하게 되고, 수술로서 완벽히 감압을 해도 잔여 통증이 남기 마련이다. 이 또한 몇 개월이 지나면 호전된다.

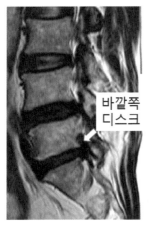
바깥쪽
디스크

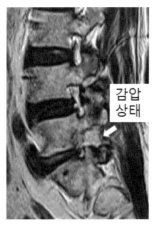
감압
상태

수술 전   수술 후

바깥쪽 디스크와 추간공협착증이 동반되었고 수술로서 디스크와
협착증을 같이 감압하였다.

척추유합술을 하면 움직임의 제한은 없나요?

척추유합술을 해야 하는 척추 마디는 이미 움직임을 잃고 내려앉아 있거나, 너무 흔들려서 통증을 유발하는 경우가 많다. 내려앉은 마디를 유합하면 수술 전후에 허리 움직임의 차이가 거의 없다. 흔들거리는 마디를 수술하면 허리 통증이 좋아져 활동하기에 더 편해진다.

한 마디 척추유합술은 거의 정상과 같고, 두 마디 척추유합술은 약간의 움직임 제한을 느낀다. 세 마디 이상 유합을 하면 허리를 구부리고 펼 때 뻣뻣하고, 바닥에 앉았다 일어날 때 불편함을 느낀다.

여러 곳에 병이 있을 때

척추협착증은 퇴행성이기 때문에 여러 곳에 병이 발생할 수 있다. 가장 심한 곳은 4-5번 요추인데 3-4번이나 5-6번에도 병이 있을 수 있다. 수술은 증상을 일으키는 부위를 골라 최소한으로 해야 결과가 좋다. 눈에 보이는 병을 다 고칠 수도 있지만 자칫 벼룩 잡다가 초가삼간 다 태우는 꼴과 같은 상황이 생길 수 있다. 3-4번, 5-6번이 증상의 20%를 야기하고 4-5번이 증상의 80%를 일으킨다면 4-5번만 고치는 것이 효율적이다. 수술은 작을수록 회복도 빠르고 수술 후 불편함도 덜하다. 3-4번, 5-6번의 심하지 않은 척추협착증, 디스크는 신경차단술이나 약물 복용으로 증상을 조절하는 편이 낫다.

수술 후 재발로 재수술이 필요한 경우

다른 병원에서 허리 수술 후 디스크나 협착증이 재발한 경우의 수술은 까다롭다. 재수술로 병을 고칠 수는 있는데 일반적인 수술보다 몇 배는 어렵다. 이전 수술로 인한 신경 유착 때문에 수술 난이도가 높다. 척추신경을 감싸고 있는 경막이 찢어지면서 뇌척수액이 샐 수 있다. 뇌척수액이 새면 두통이 발생하고 감염 가능성이 높아져 입원 기간이 늘어난다. 어려운 수술을 피하고 싶은 마음이 들기도 하지만 힘들게 찾아온 환자를 생각하여 최선을 다해 치료한다.

환자가 호소하는 통증이나 마비가 이전 수술 중 가해진 신경 손상 때문일 수도 있다. 이런 경우는 재수술을 해도 별 호전이 없을 것이다. 재발한 협착증과 이전 수술 후유증의 증상 기여도를 정확히 알 수 없는 상태에서 환자에게 이를 설명하고 수술을 진행하는 것은 항상 어려운 일이다.

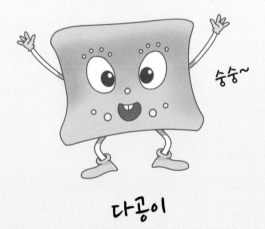

숭숭~

다공이

III

그 외 척추 질환들

1
허리병과 감별해야 할 다른 병들

고관절 질환

허리 수술을 했는데 엉덩이가 계속 아픈 경우가 있다. 나중에 보니 퇴행성 고관절염이나 골반 골절이 발견되기도 한다. 검사상 디스크나 척추협착증이 있어서 별 의심 없이 허리 수술을 한 것이다. 허리 질환도 심해서 어차피 고쳐야 할 상황이었다면 그나마 괜찮지만 고관절 증상은 좋아지지 않는다. 고관절만 먼저 치료해도 되는 상황이었을 수도 있다. 환자의 증상과 사진을 잘 보고 고관절 질환 동반 가능성을 염두에 둬야 한다.

여러 고관절 병들

- 퇴행성 고관절염: 주로 60세 이후에 발생하며 고관절 연골이 닳아 관절 사이의 공간이 줄어든다. 체중을 실을 때 사타구니, 엉덩이 통증이 주증상이다. 약, 연골 주사로 치료해보고 관절염이 심하면 인공관절 치환술을 시행한다.

- 고관절 골절: 높은 곳에서 떨어지거나 넘어지면서 뼈가 부러진다. 골절은 명확한 외상 이력이 있고 환자가 걷지 못하며 엑스레이에서도 잘 보이기 때문에 알기 쉽다. 다만 대퇴경부에 실금이 가는 스트레스 골절의 경우에는 환자가 걸을 수도 있고 크게 다친 적도 없으며 엑스레이, CT로는 잘 안 보이고 MRI로만 겨우 보이기도 한다. 핀 고정술이나 인공관절 치환술로 고친다.

- 대퇴골두 무혈성 괴사: 대퇴골두로 피가 가지 않아서 뼈가 삭는 병이다. 뼈가 약해지면서 무너지고 고관절염이 생긴다. 술, 스테로이드 과다 복용 등이 원인이 되며 이유 없이 발생하는 경우도 많다. 뼈가 많이 손상되면 인공관절 치환술을 시행한다.

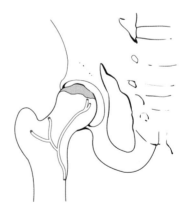

대퇴골두 무혈성 괴사: 대퇴골 머리 부위로 혈류가 가지 않아 뼈가 푸석해지고 무너진다.

고관절 질환 문진과 이학적 검사

걸을 때, 체중을 실을 때 사타구니가 아픈지 물어본다. 환자가 잘 모르겠다고 하면 한 다리로 뛰어보게 한다. 아픈 쪽 한 다리로 선 다음 뛰었다 내려올 때 통증이 있는지 본다. 넘어지지 않도록 주의하고 한 발로 하기 힘들면 두 발로 뛰어도 된다.

앉았다 일어날 때 엉덩이가 아픈지도 확인한다. 양반다리를 할 때 아픈지도 본다. 허리병은 주로 엉덩이 뒤의 살, 근육이 아픈 느낌이고 고관절 질환은 움직일 때 더 깊숙한 뼈의 통증이다. 허리 MRI를 찍으면서 고관절까지 간단히 촬영하는 것도 고관절 병을 놓치지 않는 방법이다.

무릎 질환

허리디스크나 협착증으로 무릎 주변이 아플 수 있는데 허리병인지 무릎병인지 구분하기가 어렵다. 나이가 들면 허리와 무릎에 퇴행성 변화가 진행되어 병이 두 군데 다 있을 수도 있다. 무릎 힘줄염, 반월상 연골파열, 퇴행성 관절염이 무릎 통증을 일으킨다.

무릎병은 무릎을 구부리고 펼 때, 앉았다 일어날 때, 발로 디딜 때 무릎 통증이 있다. 무릎을 중심으로 위아래로 통증이 퍼지는 느낌이다. 많이 걷고 난 후 잘 때 무릎이 콕콕 쑤시는 것은 무릎병의 증상이다.

반면 허리 질환은 엉덩이에서 다리로, 위에서 아래로 내려오는 방사통이다. 제4번 요추 신경이 눌리면 무릎 안쪽이 아프다. 전기 내려가는 느낌 및 저린 통증이다. 무릎 힘줄염은 무릎 안쪽을 손으로 누르면 아프지만 허리디스크는 근육, 뼈를 눌러서 아프지 않은 것도 감별점이다.

이렇게 각 질환의 특징을 기술했지만 막상 허리, 무릎에 병이 같이 있으면 자기 몸이지만 이를 표현, 설명하기가 쉽지 않다. 의사가 끈질기게 물어보고 만져가면서 병을 구분해야 한다.

여러 무릎병들

- 무릎 힘줄염: 운동을 심하게 하고 난 후 무릎 안쪽 힘줄에 염증이 생긴다. 소염제, 파스, 물리치료로 좋아진다.

- 반월상 연골파열: 무릎뼈와 뼈 사이에서 관절 보호 작용을 하는 연골이 찢어진다. 퇴행성으로 약해진 연골이 마모되고 파열된다. 연골주사로 통증을 조절해보거나 관절경 수술을 한다. 찢어진 모양에 따라 반월상 연골 부분 절제술이나 연골 봉합술을 한다.

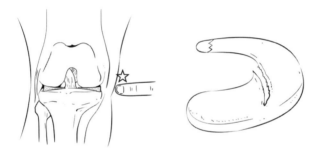

반월상 연골파열: 무릎뼈 사이의 물렁뼈가 반달 모양이라 이를 반월상 연골이라고 한다. 많이 쓰고 외상으로 찢어지면 뼈와 뼈 사이를 눌렀을 때 아프다.

- 퇴행성 관절염: 나이가 들면서 체중 부하 관절인 무릎에 관절염이 생긴다. 반월상 연골이 찢어지고 다리가 오다리 모양으로 휜다. 연골 주사, 소염제로 치료하고 체중 감량, 무릎 근력운동을 한다. 증상이 심하면 60세 이하는 절골술, 줄기세포 이식술을 하고 60세 이상은 인공관절 치환술을 고려한다.

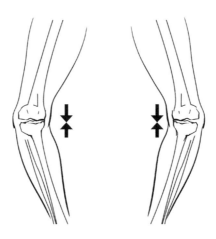

무릎 퇴행성 관절염: 주로 안쪽 연골이 닳고 관절 간격이 줄어든다. 다리가 'O'자 모양으로 휜다.

관절에서 소리가 나요

고관절, 무릎에서 소리가 나는 것은 힘줄이나 연골에서 나는 소리로 허리 질환과는 관련이 없다. 소리가 나면서 통증이 없다면 심각한 병은 아니니 지켜본다.

척추, 관절 질환이 같이 있다면?

나이가 많은 환자는 척추, 관절 질환이 동반되는 경우가 많아서 통증의 원인에 대한 감별이 중요하다. 병이 두 군데 이상 존재하고 증상이 섞여서 의사, 환자도 어디를 어떻게 고쳐야 할지 혼란스러워한다.

요즘은 정형외과, 신경외과 전문의 대부분이 세부 전공을 가지고 진료한다. 무릎 전공 의사의 진료를 보고 허리 쪽으로 옮겨졌다가 다시 무릎 쪽으로 돌려보내지는 경우도 있다. 의사들의 말이 다르니 환자가 힘들다.

병이 여러 군데 있다면 어떻게 고쳐야 할까? 우선 주사나 물리치료로 어느 정도의 통증을 없앤다. 증상이 심한 부위 위주로 치료한다. 만약 허리병와 무릎병이 똑같이 심각하다면 어떻게 해야 할까? 보통 허리부터 고친다. 이유는 다리 저림과 마비가 좋아져야 근육 힘이 회복되고 걷기, 허벅지 근력 강화 운동 등의 재활이 용이해지기 때문이다. 허리 수술 후 두 달 정도 지나면 허리로 인한 통증이 없어지고 무릎 통증이 더 명확해진다. 무릎도 여전히 불편하다면 이제 무릎 수술을 한다. 고관절이 부러졌다면 당연히 골절 수술부터 먼저 한다. 걸으면서 몸무게를 실을 때 사타구니에 찌르는 통증이 심해서 절룩거린다면 고관절부터 수술한다.

발 질환

발바닥이 아픈 족저근막염, 아킬레스건염, 발목 관절염, 엄지발가락이 휘는 무지외반증이 대표적인 발 질환이다. 신경통을 일으키는 질환으로는 발목터널증후군, 지간신경종이 있다. 발목이 갑작스레 안 움직이는 비골 신경 마비도 있다.

이상근증후군

이상근은 엉덩이근육 중 하나이다. 이상근이 두꺼워지면 좌골신경을 눌러서 허리디스크와 비슷하게 다리로 저림 증상을 일으킬 수 있다. 좌골신경통이라고도 부른다. 진단과 치료가 까다롭다.

노인성 질환

근래에 걷기가 힘들어져 내원한 고령 환자를 검사해보면 척추협착증도 있지만 다른 신경과 질환이 동반되기도 한다. 움직임이 느려지고 보폭이 짧아진다면 파킨슨병을 의심해봐야 한다.

허리보다 위쪽에서의 신경 눌림

엉덩이, 다리가 저려 허리 MRI 촬영을 했는데 큰 이상이 없을 수 있다. 여러 치료를 했지만 호전이 없어서 목, 흉추 MRI를 찍었더니 신경종양이 발견될 수 있다. 목디스크나 흉추 황색인대골화증도 엉덩이, 다리 저림을 일으킬 수 있다. 허리 MRI를 찍을 때 목, 등을 약식으로 촬영하면 병을 놓치지 않을 수 있다.

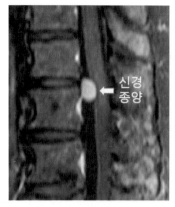 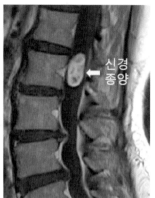

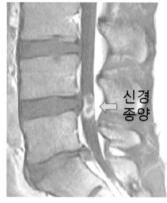

MRI에서 척수신경 안에 종양이 발견되기도 한다. 대부분 양성으로, 수술로 제거하면 재발도 없고 증상도 좋아진다. 신경종양의 증상으로 "등짝으로 화끈거리고 쑤신다", "춥기도 하고 덥기도 하다" 등이 있다.

2
퇴행성 허리디스크

허리디스크가 건강하지 못하면 수분과 탄력이 줄어든다. MRI로 보면 밝은 빛을 띠던 디스크가 까맣게 변한다. 디스크 높이가 낮아지기도 한다. 이를 퇴행성 허리디스크, 디스크 내장증, 디스크 변성증, 블랙디스크라고 부른다. 퇴행성이라 하지만 젊은 사람에게도 퇴행성 허리디스크가 발견된다. 젊은 사람에게 발생하는 허리디스크 질환은 잘못된 자세, 반복적인 외상이 원인이라기보다는 선천적으로 디스크가 안 좋은 것으로 봐야 한다.

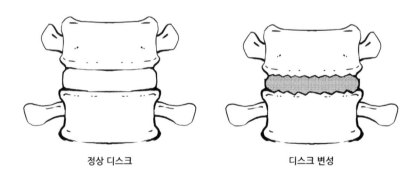

정상 디스크   디스크 변성

퇴행성 디스크는 수분과 탄력이 줄어든다. 디스크와 척추뼈가 만나는 부위도 매끄럽지 않고 울퉁불퉁해진다.

건강한 디스크는 MRI상 밝은
빛으로 보이는데, 퇴행성 허리
디스크는 수분 부족으로 까맣
게 보인다(주황색 화살표).

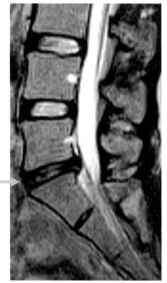

퇴행성 디스크→

퇴행성 허리디스크 증상

퇴행성 허리디스크의 증상은 허리 통증이다. 앉아 있을 때 안절부
절못하고 꼬리뼈 부위에 통증이 온다. 기침할 때 허리가 아프다. 디
스크 뒤쪽 부위가 찢어지면서 섬유륜 파열 부위에 상처조직이 남는
다. 동척수신경이 상처조직, 육아조직으로 자라 들어가면 허리 통
증이 심해진다. MRI에서 퇴행성 허리디스크가 보인다고 항상 허리
가 아픈 것은 아니다. 허리가 아프지 않은 일반인들의 MRI에서 많
은 경우 퇴행성 허리디스크가 보인다. 허리 아픈 증상과 MRI 소견
이 일치할 때만 치료가 필요하다.

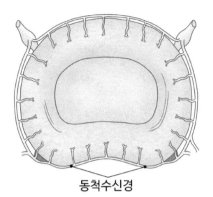

동척수신경

동척수신경은 디스크의 통증을 느끼고 고유감각을 담당한다. 섬유륜 파열이 일어나면 동척수신경이 자라 들어가 디스크에서 통증을 느끼게 된다.

퇴행성 허리디스크의 치료

퇴행성 허리디스크의 치료로 디스크에 가해지는 압력을 줄여야 한다. 체중을 줄이고 코어근육을 키운다. 책 앞에 나온 걷기 및 코어운동을 참조하면 된다. 퇴행성 허리디스크는 가급적 수술은 하지 말고 운동으로 관리하는 것이 좋다.

비수술적 치료법으로는 고주파 수핵감압술, 신경차단술, 신경성형술 등을 시도해본다. 고주파 수핵감압술은 디스크에 고주파 바늘을 넣고 열을 가하는 치료다. 신경성형술은 신경박리술이라고도 불리며 긴 카테터를 꼬리뼈로 넣는 치료법이다.

비수술적 치료에도 효과가 없고 끊어질 듯한 허리 통증과 30분을 못 앉아 있고 안절부절못한다면 수술을 고려한다. 퇴행성 허리디스크가 허리 통증의 원인이 맞는지 확인하는 방법으로 '추간판 조영법'이 있다. 디스크에 바늘을 찌르고 주사액을 넣어 원래 느끼는 통증이 발생하는지 보는 '통증 유발 검사'다. 퇴행성 허리디스크가 여러 마디에 있다면 추간판 조영법으로 원래의 통증이 발생하는 디스크 마디를 찾는다. 해당 디스크를 척추유합술이나 인공디스크 치환술로 치료한다.

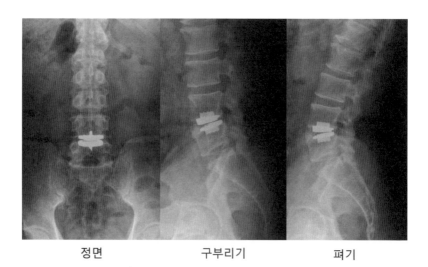

| 정면 | 구부리기 | 펴기 |

요추 인공디스크 치환술 엑스레이: 인공디스크 치환술은 척추를 유합하지 않고 움직임을 보존해주는 수술법이다. 배로 절개하고 허리디스크를 제거한 후 인공디스크를 삽입한다.

모딕 변화

디스크 주변 척추체 뼈인 종말판의 색이 변하는 것을 모딕 변화 (Modic change)라고 한다. 종말판의 염증, 지방 침착, 딱딱해지는 경화가 MRI상 색깔의 변화로 보인다. 심한 모딕 변화는 허리 통증의 원인이 될 수 있다.

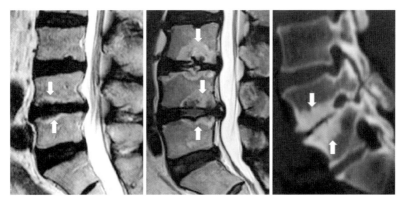

모딕 변화: 디스크와 맞닿은 척추뼈의 색깔이 변한다(화살표). 일종의 염증성 변화로 허리 통증의 원인이 될 수 있다.

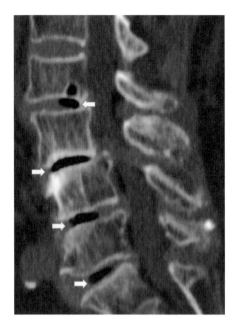

텅 빈 디스크: 허리디스크의 퇴행성 변화가 심해
지면 디스크 안에 빈 공간이 생기고 공기가 찬다.
CT 사진으로 디스크들이 퇴행성으로 망가져 까
만 공기(화살표)가 보인다.

3
척추낭종

척추 여러 부위에 낭종(=물혹)이 생길 수 있다. 척추신경을 누르면 추간판 탈출증, 척추협착증과 같은 증상이 나타난다.

디스크낭종

섬유륜이 찢어지고 아물면서 낭종이 생길 수 있다. 디스크 막에 물혹이 보이고 이것이 신경을 누른다. 추간판 탈출증과 비슷한 증상인 다리 저림이 나타난다. 신경차단술 이후에 효과가 없으면 척추내시경이나 미세 현미경을 이용한 디스크 제거술을 시행한다.

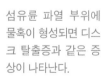

섬유륜 파열 부위에 물혹이 형성되면 디스크 탈출증과 같은 증상이 나타난다.

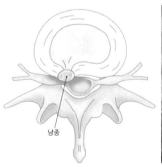

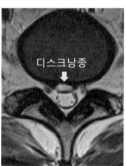

척추관절낭종

척추관절에도 낭종이 형성된다. 척추관절이 불안정하면 관절 사이 간격이 벌어진다. 흔들리는 척추를 안정화시키기 위해 황색인대도 두꺼워지고 관절액에 의해 관절막이 부풀어 올라 낭종이 생긴다. 관절낭종의 겉면은 뼈처럼 단단하다. 신경을 뒤에서 누르는데 극심통을 유발하는 경우가 많다. 주사 치료에도 효과가 없으면 미세현미경을 이용한 후궁절제술을 시행한다. 척추불안정증이 심하다면 척추인대재건술을 추가한다.

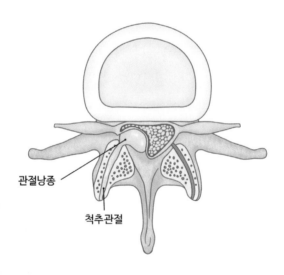

관절낭종

척추관절

척추관절 간격이 벌어지고 관절액이 밀려 나와 관절낭종을 형성한다. 관절낭종은 딱딱하고 신경을 세게 눌러서 통증이 매우 심하다.

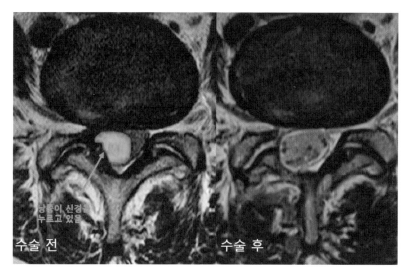

MRI 사진상 수술 전 낭종이 척추관절에서 자라 나와 척추신경을 누르고 있다(초록색). 수술로 척추관절낭종을 제거하였고 신경이 원형으로 복원되었다.

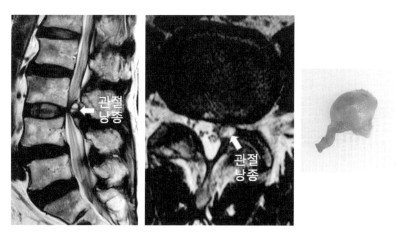

MRI 사진에서 관절낭종이 신경을 누르고 있다. 제일 우측 사진은 수술로 제거한 관절낭종이다. 풍선처럼 부풀어 있는 섬유조직이고 안에는 관절액이 있다.

척추신경낭종

척추신경낭종에는 경막외 신경낭종, 탈로브씨 낭종이 있다. 뇌에서 뇌척수액을 만들고 이는 척추신경을 따라 순환한다. 척추의 뇌척수액 흐름이 잘못되어 척추신경에 물풍선이 생길 수 있다. 이전의 주사 치료가 원인이 되기도 하고 이유 없이 발생하는 경우가 많다. MRI상 척추신경낭종이 보여도 크기가 작거나 증상이 없다면 치료가 필요 없다. 척추신경낭종이 신경을 압박할 정도로 커지면 증상이 생긴다. 주로 엉덩이, 다리 저림이나 회음부, 항문 주위, 꼬리뼈 감각이상이 발생한다. 신경차단술, 흡인을 시도해보고 증상이 심하면 수술로 제거한다.

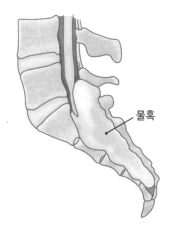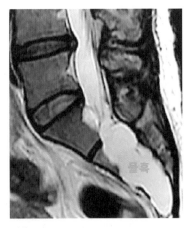

탈로브씨 낭종: 꼬리뼈 부위에 척추 물혹이 커졌고 뼈를 침식하고 있다. 꼬리뼈에 생기는 척추신경낭종을 탈로브씨 낭종이라 한다. 뇌척수액의 이상 흐름으로 낭종이 생긴다. 뇌척수액이 들어가기만 하고 빠져나가지 못해서 풍선처럼 부풀어 오르고 신경을 누른다.

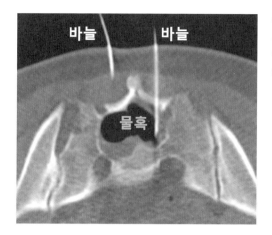

CT를 보면서 바늘을 척추 물혹 안에 위치시킨 후 물을 흡인한다. 물혹의 크기가 줄어들어 신경압박 증상이 좋아진다.

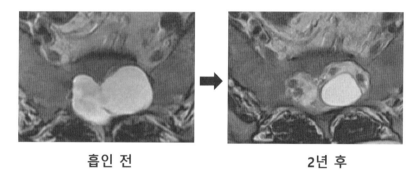

흡인 전   **2년 후**

흡인 전에는 물혹의 크기가 상당히 크다. 바늘을 이용한 흡인 후 물혹이 줄어들었고 신경다발이 잘 보인다. 물혹이 다시 커지는 경우가 많은데 이 환자는 2년이 지난 후에도 증상 없이 잘 지내고 있다.

4
황색인대골화증

척추신경 뒤쪽으로 뼈와 뼈 사이를 잡아주는 황색인대는 흉추에도 있다. 황색인대가 두꺼워지면서 뼈로 변하는 것을 '황색인대골화증'이라 한다. 한국 등 동양인에게 많이 발생한다. 돌처럼 변한 황색인대가 신경을 누르면 신경압박 증상이 나타난다. 척추협착증은 황색인대가 뼈로 변하지는 않고 두꺼워지는 병으로 허리에 발생하며 황색인대골화증은 주로 흉추에 발생한다.

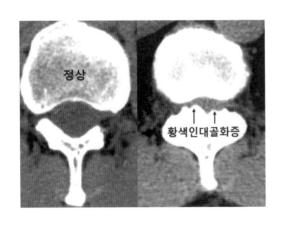

정상 척추와 황색인대골화증을 비교한 사진: 흉추 CT 사진으로, 뒤에서 뼈가 자라 신경이 있어야 할 신경관을 누르고 있다.

황색인대골화증의 증상

흉추신경압박의 증상은 다양하다. 허리디스크처럼 엉덩이, 다리가 저리고 힘이 빠질 수도 있고 등, 갈비뼈, 배가 아플 수도 있다. 양측 발바닥이 저린데 "다리가 스멀스멀하다", "쪼아붙인다", "발이 달달 떨린다", "찝찝한 느낌"이라고 말하기도 한다. 양반다리/책상다리를 오래 하기 힘들다고도 한다. 신경압박이 심하면 걸을 때 휘청거리게 된다. 몸이 흔들리면서 중심을 못 잡고 넘어지려고 한다. 걸을 때 다리가 아프면서 뻣뻣해지고 종아리가 탱탱해진다. 하지 마비, 항문 감각이상은 신경이 많이 눌리는 척수증 증상이다. 흉추디스크 탈출증도 황색인대골화증과 비슷한 증상을 보일 수 있다.

황색인대골화증의 진단

MRI를 허리나 목만 촬영하여 흉추 질환의 진단을 놓칠 수 있다. 허리병만 열심히 치료하다가 나중에 흉추에 병이 발견되기도 한다. 허리 MRI를 찍으면서 목, 등 척추 전반을 간단히 촬영해야 한다. 모든 병이 다 그렇지만 꼼꼼히 살펴보고 치료를 해야 결과가 좋다.

골화증은 인대가 뼈로 변한다는 말인데 CT에서 뼈의 모습을 더 정확하게 파악할 수 있다. 보통 MRI를 찍어보고 수술이 필요하면 CT를 촬영한다.

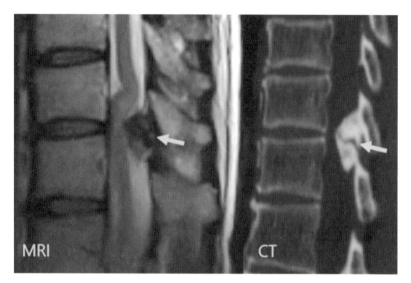

MRI: 큰 황색인대(노란 화살표)가 신경을 눌러서 신경이 앞으로 밀려 있다.
CT: 골화된 황색인대(노란 화살표)의 모양이 잘 보인다.

허리 MRI를 찍으면서 목, 등을 확인한다?

보통 허리나 목 부위만 MRI를 찍기 때문에 흉추 황색인대골화증을 놓치는 경우가 많다. 이런 일을 줄이기 위해 허리 MRI를 찍으면서 목, 등척추 전반을 간단히 촬영하는 게 좋다. 간단히 스캔한 MRI에서 흉추황색인대골화증이나 척추 종양 등이 발견되기도 한다. 수술은 환자에게 중요한 일이기에 진단과 치료 계획 수립에 있어서 만전을 기해야 한다. 허리 수술을 하고 난 후 목이나 등에 또 다른 병이 발견될 수 있다. 경험이 많은 의사일수록 MRI를 어설프게 찍지 않고 꼼꼼히 확인한다.

비수술 치료

증상이 있는 황색인대골화증은 신경차단술을 먼저 시행해본다. 황색인대골화증은 증상이 다양하기 때문에 신경차단술로 어떤 증상이 좋아지는지 확인한다. 허리디스크나 협착증이 동반되었을 때는 신경차단술이 병을 감별하는 데 도움이 된다. 주사 후 좋아지는 증상은 황색인대골화증으로 인한 것임을 알 수 있다.

신경차단 주사에 반응이 없을 때 두 가지로 해석할 수 있다. 흉추 황색인대골화증이 아닌 목, 허리 등 다른 부위의 신경압박으로 인한 증상일 수 있다. 또는 황색인대골화증에 의해 신경이 너무 심하게 눌려서 주사 효과가 없는 것일 수 있다. 주사로 증상이 좋아지고 유지되면 추가 치료는 필요 없으나 증상이 재발하여 괴롭다면 수술을 고려한다.

수술

황색인대골화증 환자는 다른 병원에서 "하지 마비 가능성이 높은 위험한 수술이다", "수술 시 절개를 많이 하고 나사못을 삽입해야 한다" 같은 이야기를 듣고 놀라서 온다. 사실은 황색인대골화증 수술은 나사못 없이 가능하다. 골화된 황색인대만 얇게 갈아내고 신경에서 분리하여 제거할 수 있다. 척추관절 손상을 최소화하면 나사못 고정을 하지 않아도 된다. 다른 어려운 수술에 비해 신경 뒤쪽에 있는 황색인대골화증은 마비 가능성이 그리 크지도 않다.

3cm의 피부 절개로 미세 현미경을 보면서 후궁절제술을 시행한다. 다만 황색인대골화증이 심하면, 신경 유착 때문에 경막이 찢어지고 척수액이 새어 나와 입원 기간이 일주일 정도 길어질 수 있다.

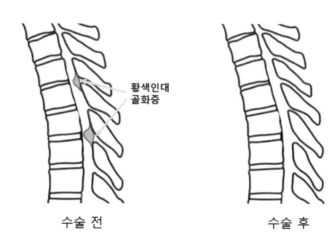

수술 전   수술 후

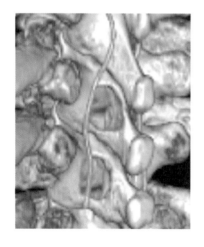

수술로 황색인대골화증을 제거할 수 있다. 제일 우측 사진은 척추뼈에 구멍(파란색)을 만들어서 황색인대를 제거한 3D CT 사진이다. 척추관절 및 주변 뼈를 최대한 보존하면 나사못을 안 넣어도 된다.

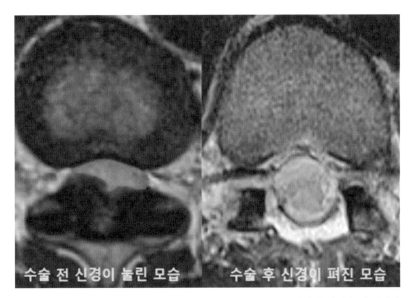

수술 전 신경이 눌린 모습　　　수술 후 신경이 펴진 모습

황색인대골화증 수술 전/후 MRI 사진: 수술 전 신경이 까만 황색인대에 의해 눌려 있다가
수술 후 신경이 동그랗게 펴진 모습이 보인다.

- **신경매독이라 알고 지냈는데 황색인대골화증이라고요?**

젊은 남자 환자가 진료실에 들어왔다. 3년 전부터 다리를 절룩였는
데 근래 다리 통증이 심해졌다. 그동안 여러 대학병원을 다녔는데
신경매독 진단을 받고 약을 먹었다. 이전 허리 MRI를 보니 약간의
척추협착증이 있긴 했지만 심하지 않았고 흉추 황색인대골화증이
보였다. 환자는 어느 병원에서도 이런 설명을 듣지 못했다. 황색인
대골화증이 크지 않아 허리 MRI의 윗부분에서 잘 보이지는 않지만
확실히 신경압박이 있고 증상을 일으킬 것 같았다.

황색인대골화증이 MRI에서 보이는데 놓치는 경우도 있고 알고도 증상과 관계가 없을 거라 간과하는 경우도 있다. 황색인대골화증 크기가 작아도 증상이 심한 환자가 꽤 있다.

흉추 MRI와 CT를 촬영했고 환자에게 "하지 힘 약화의 원인이 흉추 황색인대골화증 때문일 수 있다"고 설명했다. 신경차단술로 통증이 감소되는 것을 확인하고 근력 회복을 위해 수술을 시행했다. 황색인대골화증 수술은 생각보다 간단하다. 오히려 허리디스크 수술보다 안전하고 후유증도 적다. 3cm의 절개로 나사못 고정 없이 황색인대를 제거했다. 환자의 마비가 좋아지는지 궁금했다. 신경매독이라 진단받고 3년간 다리를 절던 청년은 한 달 후 외래에 올 때 더 이상 다리를 절지 않았다.

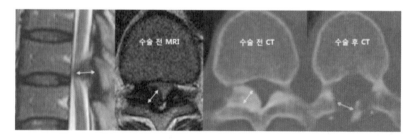

수술 전 사진들에서 두꺼워지고 뼈로 변한 황색인대(노란색 화살표)가 신경을 누르고 있다. 수술 후 CT에서 초록색 화살표 부위가 고속 연마기를 통해 황색인대를 제거한 모습이다.

5
흉추디스크

등에도 디스크가 튀어나와 신경을 누를 수 있다. 황색인대골화증과 증상이 비슷하다. 흉추디스크가 신경을 많이 압박하면 통증이 심하거나 마비가 생길 수 있다. 신경차단술로 좋아지지 않는다면 현미경이나 척추 내시경을 이용하여 디스크를 제거할 수 있다.

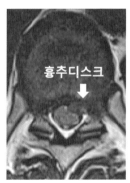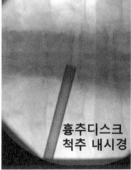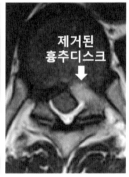

척추 내시경을 통해 흉추디스크를 제거하였다. 척추 내시경은 전신마취 없이 부분마취로 가능하다.

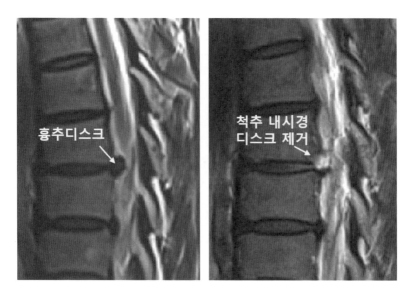

흉추디스크

척추 내시경
디스크 제거

MRI에서 흉추디스크가 보이고 이를 척추 내시경으로 제거했다.

6
척추측만증

척추측만증은 허리가 휘는 병이다. 정상적인 척추는 앞에서 보았을 때 일직선이어야 하는데 척추측만증은 척추가 S자 모양으로 휘는 병이다. 보통 초등학교 고학년부터 시작해 중고등학생 때 성장 속도가 빨라지면서 척추측만증도 같이 심해진다. 청소년기의 학생들은 성장하면서 척추가 점점 더 심하게 휠 수 있기 때문에 일찍 발견하고 진행 여부를 병원에서 주기적으로 확인하는 것이 중요하다.

척추측만증은 전체 인구의 약 2%에서 발생하고, 그중 원인을 알 수 없는 특발성 측만증이 80% 이상을 차지한다. 가방을 한쪽으로 멘다거나 자세 때문에 나빠지는 것은 아니다. 강남구 보건소 조사에 따르면 초등학교 5학년 중 남학생에게서 유병률이 5%, 여학생에게서 10%이다. 여학생에게서 측만증이 더 많은 이유는 여자가 더 유연하기 때문이다.

척추측만증 검사법

척추측만증은 조기 발견이 중요하다. 부모님의 관심과 학교 검진이 중요하다. 자녀를 잘 관찰하여 병원을 찾아야 한다. 똑바로 선 상태에서 어깨가 비뚤어지거나 앞으로 허리를 숙인 자세에서 한쪽 등이 튀어나와 보이면 의심해본다. 무릎을 펴고 허리를 숙여 뒤에서 봤을 때 어깨 높이의 차이가 있는지 본다. 한쪽이 더 높거나 기울어져 있으면 척추측만증일 가능성이 있다. 척추측만증이 심하면 등 뒤에서 봤을 때 어깨 높이가 다르거나 몸이 틀어져 보인다. 척추측만증이 의심되면 엑스레이를 찍어서 확인한다.

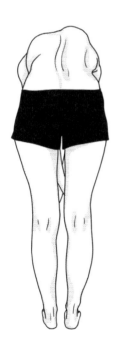

척추측만증 검사: 허리를 숙인 후 뒤쪽에서 날개뼈 높이 차이가 있는지 본다. 척추도 일자인지, 휘어 있는지 만져본다.

척추측만증 치료

척추측만증은 성장 정도나 만곡의 위치, 각도 등을 종합적으로 고려해 치료해야 한다. 척추측만증 환자는 엑스레이를 3~6개월 단위로 촬영해서 척추측만증 각도(만곡 각도)가 갑자기 나빠지지 않는지 확인한다. 성장 중 만곡 각도가 20도 미만이거나 성장이 끝난 후 40도 미만이면 관찰만 해도 된다. 20~40도의 만곡으로 주기적 관찰 중인 학생의 만곡 각도가 더 나빠진다면 보조기를 맞춘다. 성장기의 만곡이 40도 이상이거나 일상생활이 어려울 경우, 외관상 변형이 심하다면 수술을 고려한다.

척추측만증 보조기

척추측만증 보조기는 허리가 더 휘지 않도록 몸을 잡아준다. 보조기의 목적은 각도를 좋아지게 하는 것이 아니라 진행을 막는 것이다. 각도가 20도 미만은 치료가 필요 없고 키가 계속 자라는 나이에 20~40도 만곡은 보조기를 제작해서 착용한다. 성장이 거의 멈춰간다면 보조기는 필요 없다.

보조기를 착용하고 엑스레이를 찍으면 만곡 각도가 줄어든다. 하지만 보조기를 풀면 각도는 원래대로 돌아온다. 보조기는 척추측만증이 더 나빠지는 것을 막는 것을 목표로 한다. 보조기 치료를 하고 성장이 끝났을 때 원래 각도보다 5~10도 정도만 진행되었으면 성공이다.

* 척추측만증은 성장이 끝날 때까지 지켜봐야 하는데 골반의 성장판을 엑스레이로 보면 알 수 있다. 초경 이후에 키가 갑자기 크는 경우가 많다.

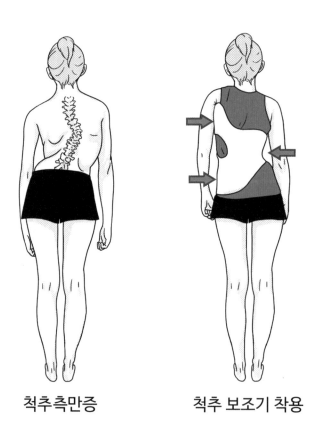

척추측만증   척추 보조기 착용

척추측만증이 심하면 외관상 몸이 틀어져 있는 것을 알 수 있다. 어깨, 날개뼈의 높낮이가 다르고 등이 튀어나오며 틀어진 허리에 접히는 부위가 보인다. 척추 보조기를 잘 착용하면 각도가 더 휘는 것을 막을 수 있다. 허리 곡선을 고려해서 플라스틱 보조기(Boston brace)를 맞춤형으로 제작한다. 보조기를 착용했을 때 몸의 틀어짐이 교정된다.

척추측만증 보조기 착용 방법

보조기는 20시간 이상 착용해야 효과가 좋다. 학교, 집, 수면 시에도 착용해야 하는데 이를 잘 지키는 학생은 많지 않은 것 같다. 우선 보조기가 갑옷을 입은 것처럼 불편하고, 한창 민감한 사춘기에 친구들이 이상하게 보지 않을까 걱정한다. 보조기는 내의 위에 착용하고 가능하면 교복 안에 입지만 허리 구부리는 동작을 할 수 없어 체육활동에 제한이 있다. 최소한 집에서라도 열심히 착용하고, 밤에 잘 때 힘들다면 느슨하게라도 하고 자는 것이 좋다. 키가 크면서 보조기가 맞지 않고, 보조기가 닿는 부위가 아프다면 보조기 제작사에 교정을 요청한다. 괜찮던 보조기가 돌아가거나 맞지 않으면 만곡 각도가 진행되는 것일 수 있다. 각도가 심할수록 짧은 주기로 병원에서 엑스레이를 찍어 확인해야 한다. 보조기를 착용하고도 척추측만증이 진행할 수 있는데 각도가 40도를 넘어가면 수술을 해야 한다.

척추측만증 수술

보조기를 착용하고도 허리가 더 휘거나, 측만증 각도가 40~50도를 넘어가면 수술을 고려한다. 성장이 한참 남아 있으면 앞으로 더 휜다고 보고 수술을 결정한다. 이때 보조기는 더 이상 의미가 없다. 만곡 각도가 50~60도여도 특별한 증상이 없기도 하고, 폐가 눌려서 숨쉬기가 불편할 수도 있다.

성장이 다 끝나고 미용 목적으로 수술하기도 한다. 만곡 각도가 심하지 않아도 몸이 틀어진 외관상의 이유로 수술을 한다. 수술은 나사못을 여러 개 넣어서 척추를 일자 모양으로 펴준다. 수술을 하면 몸이 일자가 되고 키가 수센티미터 이상 커지지만 등 뒤에 긴 수술 상처가 남는다.

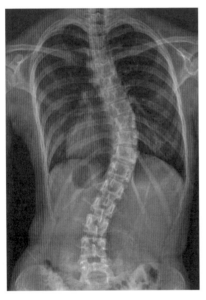
척추측만증

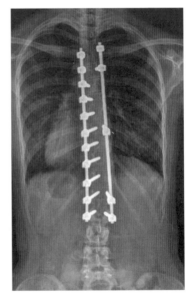
수술 후

척추측만증 수술: 척추에 나사못을 넣고 틀어진 척추를 원래대로 돌려서 고정한다.

- **척추측만증이 있는데 그냥 살아도 되나요?**

보통 척추측만증은 초등학생일 때 시작해서 성장이 끝나는 20대가 되면 허리가 더 휘지는 않는다. 스무 살이 넘었고 20도 미만의 척추측만증이리면 생활하는 데 아무런 문제가 없다. 허리, 골반이 틀어져 근육통이 있을 수는 있다. 평상시 스트레칭을 잘하면 된다. 60대가 되어 틀어진 허리에 무리가 많이 가서 디스크의 퇴행성 변화 및 척추협착증이 생길 수 있다.

- **척추측만증을 추나요법, 도수 치료로 고칠 수 있나요?**

추나요법, 도수 치료 등으로 교정 치료를 해도 척추측만증의 각도는 좋아지지 않는다. 척추측만증 수술 시 정형외과 의사가 힘을 많이 주어 나사못을 고정한 척추를 돌려도 완전한 교정을 얻기 힘들다. 근육, 인대가 척추를 틀어서 돌리는 힘이 엄청난 것이다. 한 시간 정도 교정 치료를 한다고 척추측만증 각도가 좋아지지 않는다. 도수 치료, 재활 운동이 수축되고 긴장된 근육을 스트레칭하여 유연성을 높이고 근육통을 호전시킬 수는 있다.

7
골다공증

나이가 들면 뼈가 약해진다. 스펀지, 벌집처럼 뼈 안의 구멍이 넓어져서 숭숭 뚫린 모양으로 변한다. 엉덩방아를 찧는 등의 약한 충격으로도 뼈에 금이 가고 뼈 높이가 낮아진다.

골다공증의 무서움

골다공증은 남자보다 여자에게서 5배 더 많이 발생한다. 60대 여성의 30%, 70대 여성의 60%에 발생하는 흔한 병이다. 간혹 뼈나 관절이 아픈 것이 골다공증 때문이라 생각하지만 골다공증은 뼈가 약해지는 것이지 아프진 않다. 증상이 없다고 방치하다간 큰일난다. 별것 아닌 충격에 척추뼈가 부러지고 뼈가 내려앉는다. 허리는 구부러지고 엄청난 통증이 남는다. 고관절 골절 환자 중 60%는 정상 보행을 하지 못하게 된다. 고관절 골절 1년 후 5명 중 1명은 폐렴, 심장질환, 혈전증, 욕창 등의 합병증으로 사망한다. 골다공증은 '소리 없는 암살자'라는 별명이 있는 무서운 병이다.

골다공증 예방; 식사, 광합성, 걷기

당장은 증상이 없기에 골다공증은 예방이 중요하다. 칼슘, 비타민 D 등 영양을 골고루 갖춘 식단이 중요하다. 칼슘이 많은 음식으로는 두부, 멸치가 있다. 식사로 칼슘 1000mg을 매번 먹기는 힘들기에 칼슘제를 복용하는 것이 좋다. 비타민 D는 칼슘 흡수를 도와서 뼈를 건강하게 한다. 비타민 D는 햇볕을 쬐면 우리 몸에서 생성된다. 식물만 광합성을 하는 것이 아니다. 햇빛 좋은 낮에 산책을 하자. 낮에 걸으면 비타민 D도 생성되고 뼈도 자극을 받아 단단해진다.

골절 예방; 넘어지지 않기

노인 골절은 후유증이 크므로 처음부터 뼈가 부러지지 않는 것이 중요하다. 걷기, 칼슘 보충, 골다공증약 복용으로 골절을 예방할 수 있는데 가장 중요한 것은 '넘어지지 않는 것'이다. 앉았다 일어날 때 어지러워서 쓰러지지 않도록 천천히 일어난다. 집안, 미끄러운 화장실에 난간, 손잡이 등을 설치한다. 비 오는 날, 빙판이 언 날은 외출을 삼간다. 균형을 잘 못 잡는다면 지팡이, 보행기 워커를 사용한다. 넘어지지 않도록 항상 조심하고 주의해야 한다.

척추압박골절

척추뼈는 체중을 지지하는 뼈이면서도 다른 뼈들보다 상대적으로 두께가 얇아서 골절에 취약하다. 노인분들이 넘어지거나 엉덩방아를 찧으면서 주로 허리나 등에 압박골절이 발생한다.

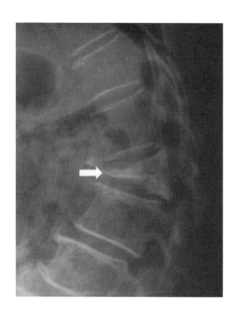

척추압박골절: 척추뼈 앞쪽이 눌리면서 주저앉았다. 척추는 꼬부랑으로 숙여진다.

직사각형의 뼈가 내려앉는데 주로 앞부분의 높이가 줄어들어 후만변형으로 허리가 숙여진다.

척추압박골절 증상

척추가 부러지면 누웠다 일어나거나 앉을 때, 걸을 때처럼 척추의 움직임이 발생하고 하중이 가해질 때 아프다. 허리가 뜨끔뜨끔 아프다고 한다. 누웠다 일어나는 것을 가장 힘들어하고 걷기 힘들어 겨우 화장실만 갈 수 있다. 걷거나 앉는 게 힘들어 드러눕고 싶다고 말씀하신다. 옆구리가 아프다고도 한다.

환자 허리를 주먹으로 통통 쳐서 울리거나 깜짝 놀라는 통증이 있는지 본다. 뼛조각이 뒤로 밀려 나와 신경을 누르거나 추간공이 좁아지면 골반도 저리고 다리 통증이 생긴다. 꼬리뼈 부위가 아플 수도 있고 엉덩이, 다리 저림 증상도 있을 수 있다.

골절 초반에 가장 아프고 시간이 지날수록 점차 좋아진다. 다만 심한 골절은 시간이 지나도 통증이 좋아지지 않는다. 환자가 침상에서 일어나지 못하는 경우도 있다.

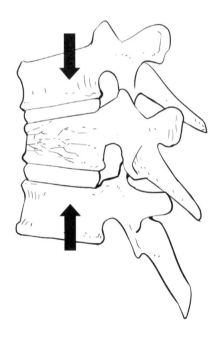

척추압박골절: 약한 충격에도 골다공증으로 약해진 척추뼈에는 금이 간다. 직사각형의 척추뼈가 위아래로 압박되어 높이가 낮아진다. 주로 앞부분의 높이가 낮아져 척추는 후만 변형이 된다.

척추압박골절의 초기 치료

MRI를 찍어 척추압박골절을 확인한다. 신경차단술이나 진통제로 통증을 조절한다. 허리 보호대나 맞춤 보조기를 착용한다. 허리 보호대는 허리뼈 높이가 무너지는 것을 막는다. 주로 숙이는 동작에서 허리뼈 앞부분의 높이가 내려앉는다. 한번 무너져 내린 뼈는 복원이 안 되고 평생 구부정한 모습으로 꼬부랑 허리가 될 수 있으니 허리 보호대를 잘 착용해야 한다. 허리 보호대는 허리 움직임을 줄여서 통증도 줄여준다.

처음 뼈가 부러졌을 때는 며칠간 침상 안정을 해서 통증이 좋아지는지 본다. 아프지만 일어서서 걸을 수 있으면 허리 보호대를 착용하고 뼈가 자연히 아물도록 한다. 골절이 빨리 아물고 뼈도 건강해지는 골형성촉진 골다공증 주사도 시작한다. 이렇게 다른 처치 없이 허리 보호대, 골다공증 주사 치료로 낫는 것이 가장 좋다. 뼈가 아무는 데 보통 3~6개월 정도 걸린다. 골다공증성 척추압박골절 후 또 다른 척추뼈가 부러지는 재골절이 흔하므로 골다공증 치료를 처음부터 제대로 하고 꾸준히 치료받아야 한다.

경피적 척추성형술(골시멘트술)

앞의 치료를 하고 2주 정도 지났는데도 누웠다 일어날 때 너무 아프고 보행이 힘들다면 경피적 척추성형술을 고려한다. 전신마취 없이 피부 마취를 하고 굵은 바늘을 척추 골절 부위에 위치시킨 후

의료용 골시멘트를 넣는다. 시술 시간은 10분이 안 걸리고 허리 통증이 바로 좋아진다. 골절 부위 빈 공간과 주변 뼈 사이를 액체 상태의 골시멘트가 스며들어가 채우고 몇 분 후 골시멘트가 굳으면서 척추뼈가 더 이상 흔들거리거나 무너지지 않도록 지지한다. 척추 협착증, 불안정증에서 이야기한 것처럼 흔들리는 곳에 통증이 있고 움직임이 없으면 통증도 없어진다.

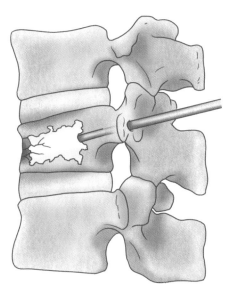

경피적 척추성형술: 피부 부분마취로 가능하다. 3mm 굵기의 바늘을 피부, 근육을 통과해서 골절된 척추뼈 안에 위치시킨다. 의료용 골시멘트를 척추뼈 안으로 주입한다. 액체 상태의 골시멘트는 골절 부위 빈 공간과 스펀지 뼈 사이로 스며들어가고 3분 정도 지나면 딱딱하게 굳는다.

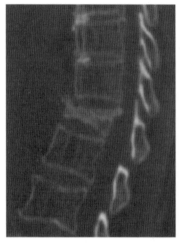 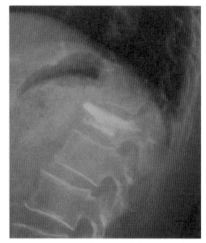

척추압박골절　　　　　　　　**경피적 척추성형술**

척추압박골절: 왼쪽 CT 사진에서 다른 척추뼈들은 직사각형인데 압박골절된 척추뼈가 내려앉은 것을 볼 수 있다. 경피적 척추성형술로 골시멘트를 척추뼈 안에 삽입하면 통증이 줄어든다.

경피적 척추성형술의 단점

경피적 척추성형술 중 시멘트가 신경 뒤로 새어 나오거나 혈관을 타고 폐로 날아갈 수 있다. 신경 손상이나 폐색전증이 발생할 수 있지만 가능성은 적다. 뼈가 굉장히 약하다면 골시멘트로 단단해진 시술한 척추뼈 위아래 뼈가 또 골절될 수 있다. 경피적 척추성형술 후 골형성촉진제 주사를 이용하여 골다공증도 적극적으로 치료해야 한다.

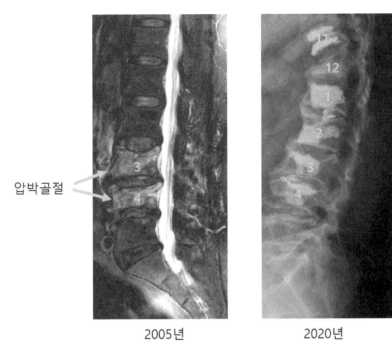

압박골절

| 2005년 | 2020년 |

3, 4번 요추에 압박골절이 발생한 환자의 2005년도 MRI 사진이다. 이후 15년간 총 6개의 척추뼈가 골절되었다. 여러 번 골시멘트술을 시행했다. 처음부터 골다공증 치료를 적극적으로 하지 않으면 2차, 3차 골절이 발생할 수 있고 삶의 질은 매우 나빠진다.

먹는 골다공증약

골다공증 진단이 되면 골다공증약을 복용해야 한다. 골다공증은 나이가 들수록 계속 나빠지므로 평생 치료해야 한다. 당뇨약, 혈압약을 꾸준히 먹는 것과 비슷하다. 환자들은 1년간 골다공증약을 먹고 골다공증 수치가 좋아지기를 은근히 기대하는데 보통은 수치가 많이 좋아지지 않는다.

약을 안 먹는다면 골다공증 수치는 더 나빠지고 골절 위험성이 높아질 것이다. 골다공증약은 종류가 다양하다. 각각의 장단점이 있기 때문에 연령, 골다공증이 심한 정도를 고려해서 약을 처방해야 한다. 칼슘제와 비타민 D도 같이 복용한다.

- SERM 제재: 하루 한 번 먹는 약이다. 비스포네이트 같은 부작용이 적어서 오랜 기간 치료가 필요한 60대 초반 젊은 환자에게 사용한다.

- 비스포스포네이트 먹는 약: 일주일에 한 번, 한 달에 한 번 먹는 약이다. 고령의 골다공증 환자에게 골절 감소 효과가 좋다. 약을 먹고 바로 누우면 소화불량이 생길 수 있다. 5년 이상 비스포스포네이트를 먹으면 오히려 뼈가 대리석처럼 깨지면서 부서질 수 있어 약 복용을 멈춘다. 턱뼈 괴사가 생길 수 있어서 임플란트와 같은 치과 치료를 하기 전 골다공증약을 끊어야 한다.

순응도

골다공증은 증상이 없다 보니 아무래도 환자들이 약을 꾸준히 먹지 않는다. 약을 얼마나 지속적으로 잘 먹는지를 '순응도'라고 하는데 10명 중 2명만 약을 꾸준히 먹을 정도로 골다공증은 순응도가 떨어진다. 가장 큰 문제는 환자가 병원을 오지 않아 골다공증 치료를 중단하게 되는 것이다.

의사는 골절 예방을 위해 약을 처방하지만 환자가 호응을 잘 안 해주는 안타까운 상황이다. 앞에서 이야기한 것처럼 골다공증성 골절은 삶의 질을 엄청나게 낮추므로 예방을 잘하는 것이 중요하다.

골다공증 주사(골흡수억제제)

골다공증약의 순응도를 높이기 위해 주사제들이 개발되었다. 먹는 약의 불편함을 줄이고 치료 효능을 높이는 주사제들이 있다. 3개월, 6개월, 1년에 한 번씩 맞는 주사제를 맞으면 약을 까먹고 안 먹거나 소화불량 등의 부작용을 피할 수 있다.

- 비스포스포네이트 주사제: 3개월, 1년 간격의 주사가 있다. 70세 이상에 사용하면 좋고, 5년 사용 후 약을 중단하고 다른 기전의 골다공증약, 주사를 이어간다.

- 데노수맙: 6개월에 한 번씩 배에 맞는 주사다. 치료 간격이 길고 골다공증 예방 효과도 좋아 미국, 캐나다 등에서 사용량이 많아지고 있다. 마찬가지로 치과 치료 전 중단해야 한다. 신장이 안 좋은 환자에게도 사용이 가능하다.

골형성촉진제 주사

골다공증약에는 두 가지 기전이 있다. 골흡수를 억제하는 것과 뼈를 형성하는 방법이다.

대부분의 약은 골흡수를 억제하여 뼈를 단단하게 한다. 나이가 들면 뼈가 다시 생성되는 능력이 감소한다. 골형성촉진제는 주사제형으로 뼈가 다시 생긴다. 피질골은 두꺼워지고 스펀지뼈는 촘촘해진다. 골형성촉진제를 통해 뼈가 생기는 것은 나이가 젊어지는 것과 같다. 척추나 고관절 골절이 발생한 환자는 골다공증이 매우 나쁜 상태다. 이차, 삼차 골절이 발생할 수 있으므로 골형성촉진제를 통해 골다공증을 적극적으로 치료하는 것이 중요하다.

- 부갑상선 호르몬 주사: 배에다 매일 본인이 직접 놓는 주사다. 최초의 골형성 주사제다.

- 로모소주맙: 한 달에 한 번 병원에서 배에다 주사를 맞는다. 로모소주맙 주사는 골흡수억제와 골형성을 동시에 한다. 최신 약물로 골다공증 치료 효과가 뛰어나다.

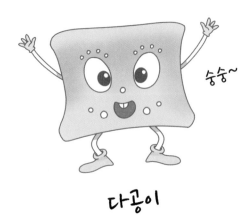

숭숭~

다공이

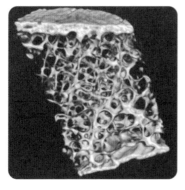 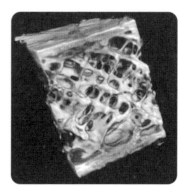

골다공증 뼈   골형성촉진제 주사 후 뼈

골다공증 뼈 CT: 골다공증 뼈는 뼈가 얇고 엉성하며 구멍이 많이 뚫려 있다. 1년간 골형성 촉진제 주사를 맞으면 뼈 실질이 두꺼워지고 촘촘해진다.

골다공증 골절 수술

골다공증이 심한 환자의 수술은 참으로 어렵다. 5시간 이상 걸리는 큰 수술이 대부분이다. 대부분의 환자는 고령으로 수술 후 회복도 젊은 사람에 비해 힘들다. 수술이 잘되어도 뼈가 약하다 보니 고정이 무너지는 경우가 생긴다. 케이지가 뼈를 파고들면서 내려앉거나 나사못이 뒤로 빠지는 일도 발생한다. 지반이 튼튼해야 건물을 단단하게 올릴 수 있는데 골다공증으로 수술해야 할 상황이 되면 이래저래 어렵다. 나사못을 넣으면서 시멘트 보강을 해주고 뼈가 잘 아무는 물질을 사용하는 등 정성을 다해야 하는 수술이다.

척추압박골절로 인한 신경압박

척추압박골절로 추간공에서 신경이 눌리면 엉덩이, 다리 통증이 심해져 걷기 힘들어진다. 다리가 저려 밤에 잠을 못 자는 경우도 있다. 전방경유 척추유합술로 디스크 높이를 복원하고 흔들리지 않게 고정한다. 환자는 수술 전보다는 많이 좋아지지만 그래도 허리, 엉덩이 통증 같은 후유증이 남는다. 다치기 전처럼 깨끗한 상태로 돌아가기는 어렵다. 다시 한번 강조하지만 골다공증은 예방이 중요하고 골절이 애당초 발생하지 않는 것이 중요하다.

추간공협착

압박골절

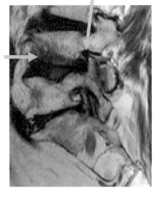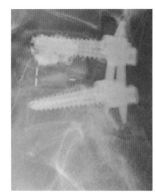

전방경유 척추유합술

척추압박골절 후 신경이 나가는 길인 추간공이 좁아지면 엉덩이, 다리가 저리다. 증상이 심하면 전방경유 척추유합술을 해서 고친다.

쿰멜씨 병

압박골절된 척추뼈가 아물지 못하고 삭는 것을 '쿰멜씨 병'이라 한
다. 쿰멜이라는 독일 의사의 이름을 딴 병이다. 척추뼈에 혈액 및
영양분이 공급되지 않아 뼈세포가 죽는 무혈성 괴사다. 쿰멜씨 병
이 발생하면 허리가 앞으로 숙여지고 편 상태를 유지하지 못한다.
배가 접히고 통증이 심하다. 쿰멜씨 병으로 괴롭다면 척추뼈를 제
거하고 골이식을 한 후 나사못으로 고정하는 수술이 필요하다.

쿰멜씨병 →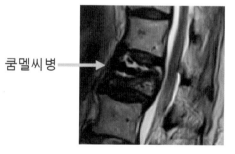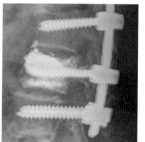

쿰멜씨 병: 압박골절된 허리뼈가 아물지 못하고 괴사되는 병이다. 척추뼈 안에 빈 공간이
생기고 하얀색 물이 찬다. 나사못 고정술로 치료하였다.

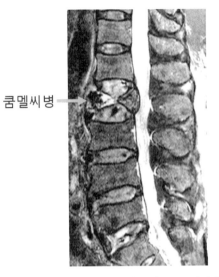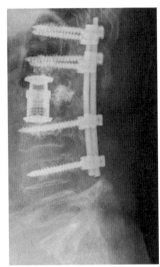

쿰멜씨병 ←

쿰멜씨 병: 척추뼈가 나비넥타이 모양으로 골절된 후 아물지 못하고 있다. 뒤쪽 뼈는 척추 신경을 누르고 있다. 옆구리 절개를 통해 척추뼈를 제거하고 인공뼈를 담은 케이지를 위치 시킨 후 나사못을 고정했다.

8
척추후만증

척추후만증; 꼬부랑 허리

「꼬부랑 할머니」 동요를 다들 아실 거다. 허리가 굽어지는 병을 노인성 척추후만증이라 부른다. 나이가 들면 척추에 퇴행성 변화가 생긴다. 척추관절에 퇴행성 관절염이 생기고 디스크, 등근육이 약해진다. 골다공증으로 뼈의 높이도 낮아진다. 나이가 들면서 키가 줄어드는 이유다. 척추는 중력이 가해지면 앞으로 숙여진다. 척추에서 나이 드는 것은 구부러짐과의 싸움이다. 나이가 많아도 허리가 꼿꼿한 사람이 있는가 하면 나이 들어 꼬부랑 허리가 되는 사람도 있다. 적절한 골다공증 예방과 치료, 허리로 노동을 덜 하여 디스크를 건강하게 유지하는 것, 등근육을 포함한 코어근육을 잘 단련하는 것으로 꼬부랑 허리를 예방해야 한다.

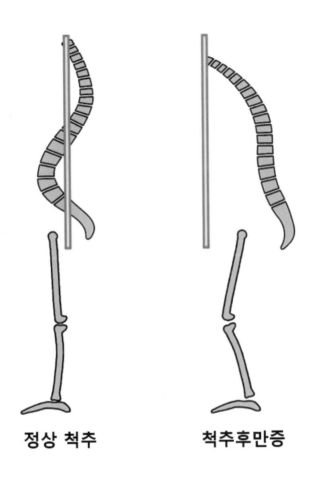

정상 척추   **척추후만증**

정상 척추에서는 머리에서 내려오는 몸무게 축(노란색 선)이 척추 중간을 통과해서 골반에 떨어진다. 척추가 바로 서 있으면 등근육의 피로도도 적다. 척추후만증이 되면 허리가 굽고 머리에서부터 내려오는 체중(노란색 선)은 몸의 앞으로 떨어진다. 척추의 균형이 무너지면서 허리디스크와 근육에 무리가 많이 간다. 무릎도 구부러지고 퇴행성 관절염이 동반된다.

척추후만증 증상

노인성 척추후만증은 디스크, 골다공증, 척추관절, 등근육, 이 네 가지 모두가 안 좋을 때 발생한다. 허리가 숙여져 걷기 힘들고, 허리가 끊어질 듯이 아프다. 배가 접혀서 숨쉬기 힘들고 설거지를 할 때 앞으로 기대서 팔꿈치에 굳은살이 생긴다. 바닥의 물건 들기가 힘들고, 언덕이나 계단을 오르기가 힘들다.

척추후만증 치료

운동으로 수축된 배쪽 근육을 펴주는 스트레칭을 한다. 엎드려서 하는 맥켄지 신전 운동이 좋다. 허리 코어근육도 단련시켜 증상이 호전되는지 본다. 척추협착증으로도 허리가 구부러질 수 있어서 신경차단술도 시도해본다. 노인성 척추후만증에 동반된 척추협착증의 신경 저림을 간단히 완화시켜 허리가 편해지는지 확인한다.

여러 치료를 했음에도 허리가 앞으로 숙여지고 너무 괴롭다면 수술을 한다. 나이, 체력, 수술 후 재활 의지, 골다공증 등을 고려해서 수술을 할지 정한다. "죽기 전에 허리를 펴보는 게 소원"이라고 하시는 분도 있다. 척추후만증 수술은 큰 수술이어서 회복하는 데 힘들기 때문에 신중히 결정해야 한다. 수술은 10시간이 넘게 걸릴 수도 있고 두 번에 걸쳐서 나눠 하기도 한다. 수술 후 피가 많이 나고 회복하는 데도 오래 걸린다.

수술 후 6개월 정도 지나면 통증이 많이 좋아지고 꼿꼿이 허리를 펴고 걸을 수 있다. 나사못을 10개 이상 고정해 허리가 펴지는 대신 뻣뻣해진다. 나사못을 넣은 척추 마디는 구부러지지 않기 때문에 바닥에 앉기 힘들고 화장실에서 팔을 뒤로해 휴지로 닦기 약간 불편해진다.

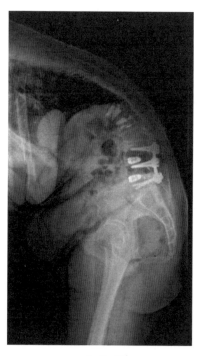

수술 전

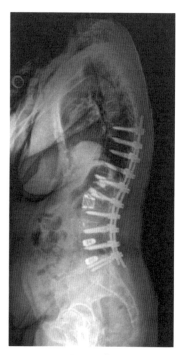

수술 후

수술 전 사진에서 허리가 완전히 숙여진 꼬부랑 허리다. 전방경유 척추유합술과 나사못 고정술로 숙여진 허리를 폈다.

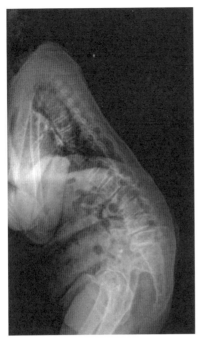 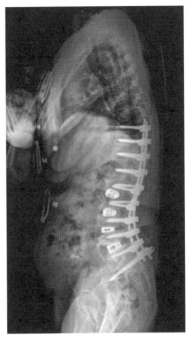

수술 전   수술 후

디스크가 퇴행성으로 약해지고 허리의 정상적인 전만이 없어졌다. 몸은 앞으로 쏠리고 허리가 끊어질 듯이 아프다. 등에서부터 골반까지 나사못을 고정하여 허리를 바로 세웠다.

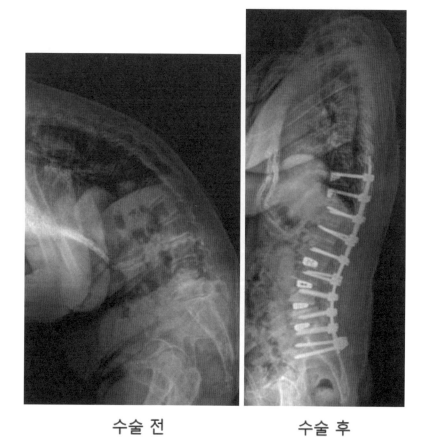

수술 전　　　　　　　수술 후

10년 전에 허리 수술(두 마디 척추유합술)을 받았는데 위쪽에서 허리가 숙여진다. 위쪽 부위에 골다공증성 척추압박골절로 골시멘트술도 시행했다. 옆구리 절개 후 DLIF 및 금속 케이지를 받쳐서 척추 전만을 만들었다.

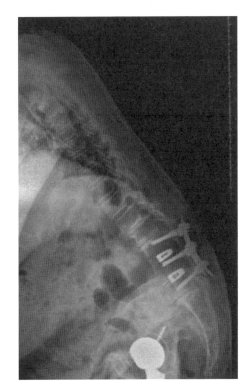 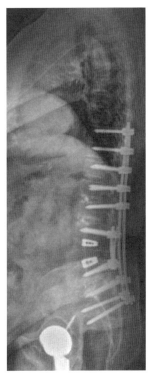

이전 수술 후 발생한 후만증   장분절 고정술

두 마디 척추유합술을 받은 이후에 발생한 후만증으로 허리가 숙여진다. 골반부터 흉추 10번
까지 나사못을 넣고 절골술을 시행하여 후만증을 교정하였다.

9
강직성 척추염

강직성 척추염은 척추 디스크 인대가 뼈로 변해서 척추관절의 움직임이 없어지는 병이다. 허리가 뻣뻣해지고 굳는다. 강직성 척추염은 천장관절염부터 시작한다. 척추와 골반이 만나는 천장관절의 염증이 첫 번째 증상으로 나타나고 이후에 척추 강직으로 진행한다. 천장관절염을 빨리 발견하여 적절한 치료를 하는 것이 중요하다. 천장관절의 X-ray, MRI 사진 외에 유전자 피검사인 HLA-B27도 진단에 도움이 된다.

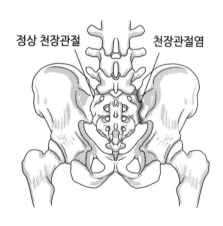

정상 천장관절　　천장관절염

천장관절은 척추뼈와 골반뼈가 만나는 부위다. 천장관절염은 천장관절 간격이 좁아지고 뼈가 좀먹은 것처럼 파이고 울퉁불퉁해진다. 강직성 척추염은 천장관절의 염증부터 시작한다. 마지막 단계에는 관절 간격이 없어지면서 두 뼈가 붙는다.

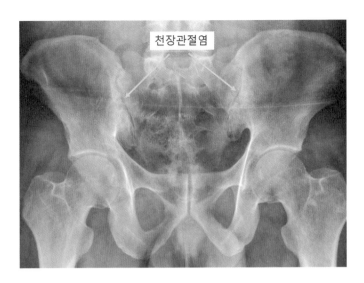

천장관절염: 천장관절의 간격이 줄어들고 뼈 주변이 좀먹은 것처럼 침식되고
울퉁불퉁해진다.

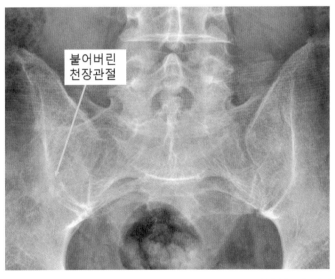

천장관절염의 가장 마지막 단계는 관절 간격이 없어지고 두 뼈가 붙는다. 천장
관절염이 심각해도 척추에는 큰 이상이 없는 경우도 많다. 강직성 척추염은 천
장관절을 확인하여 빨리 진단해야 한다.

강직성 척추염 증상

젊은 남자가 휴식으로 좋아지지 않는 허리 통증이 3개월 이상 지속
된다면 강직성 척추염을 의심한다. 아침에 자고 일어나면 통증이
심하고 낮에 움직이면 편해진다. 밤에 허리 통증 때문에 잠을 잘 이
루지 못한다. 염증이 심할 때는 엉치가 아파서 걷기 힘들 수 있다.
고관절염도 발생한다. 무릎, 발목이 붓고 족저근막, 아킬레스건에
통증이 생기기도 한다. 포도막염으로 눈이 충혈되고 아플 수 있다.
허리와 몸의 유연성이 떨어진다. 강직성 척추염이 진행하면 척추
뼈가 붙는다. 고개와 등이 숙여지면서 뼈가 붙으면 정상적으로 앞
을 보지 못하고 시선이 땅을 향하게 되기도 한다.

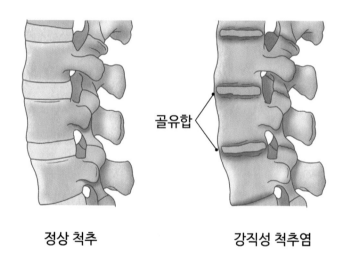

골유합

정상 척추   강직성 척추염

디스크와 척추관절에 염증이 생기고 디스크 높이가 내려앉는다. 디스크 앞뒤 인대가 뼈로
변하면서 척추가 하나의 뼈로 붙게 된다. 이 모양을 '대나무 척추'라고 부른다.

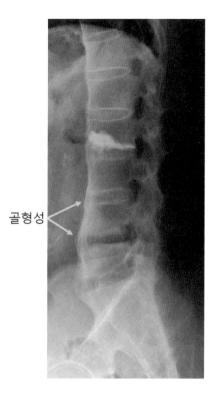

대나무 척추: 디스크 앞뒤에 뼈가 생기면서 척추체가 대나무처럼 붙어간다. 척추의 움직임이 없어지고 하나의 막대기같이 뻣뻣해진다.

골형성

강직성 척추염 치료

강직성 척추염은 완치가 없다. 척추가 하나의 뼈로 붙는 것을 막기 위해 스트레칭을 해야 한다. 소염제를 먹어 통증을 조절한다. 소염제가 효과가 없으면 TNF 알파 억제제를 사용한다. TNF 알파 억제제는 한 달에 한 번씩 맞는 주사로 통증을 효과적으로 줄이고 염증으로 인한 관절 손상을 막아서 뼈가 붙는 것도 늦출 수 있다.

강직성 척추염 환자가 제대로 진단을 받기까지 평균 9년이 걸린다는 연구 결과가 있다. 의사들이 신경 써서 빠른 진단을 해야 하고 TNF 알파 억제제와 같은 생물학적 제제를 빨리 쓰면 뼈가 손상되고 강직되는 것을 늦출 수 있다.

• 강직성 척추염과 비슷하게 뼈가 생기는 다른 병들
- 미만성 특발성 과골화증

미만성 특발성 골격 과골화증(DISH)이라는 병이 있다. 척추 디스크, 인대가 뼈로 변하는 병이다. 목, 등, 허리에 다 발생하며 앞뒤의 인대가 뼈로 변해서 여러 마디의 척추뼈가 하나로 붙어간다. 염증으로 인해 뼈가 붙어가는 강직성 척추염과는 다른 병이다.

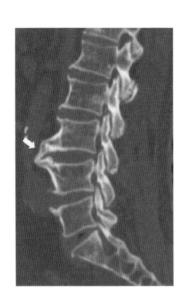

미만성 특발성 골격 과골화증: 척추뼈 앞에 뼈가 자라나 디스크 앞에서 붙어버렸다. 나머지 디스크 앞 부위에도 뼈가 자라나고 있다.

- 후종인대골화증

경추 후종인대골화증은 목이나 등 척추뼈 뒤의 후종인대가 뼈로 변하는 병이다. 일본, 한국 사람에게서 호발한다. 후종인대가 뼈로 변하면서 두꺼워지면 신경을 누르고 목 통증, 손과 팔 저림, 손 어눌해짐, 사지의 힘 빠짐, 걸을 때 휘청거림 같은 증상이 나타난다.

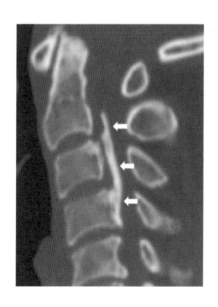

후종인대골화증: 목 뒤쪽의 후종인대가 뼈로 변하면서 두꺼워져 있다(화살표들).

10
난이도가 높은 수술

10시간이 넘게 걸리는 수술도 있다. 수술 시간이 길면 아무래도 간단한 수술보다 예상 못 한 일들이 생긴다. 의사에게 체력적으로도 힘들다. 여러 수술 중 가장 어려운 것은 결과가 확실하지 않은데 힘들고 위험한 수술을 해야만 할 때다. 마비나 신경 손상 가능성이 일반 수술보다 높은 수술들이 있다. 신경종양, 마미증후군, 심한 추간판 탈출증, 경추척수증, 후종인대골화증 수술이 여기에 해당한다. 수술 전 환자에게 충분히 설명하지만 막상 마비가 발생하면 환자는 낙담한다. 이미 신경 손상이 와서 수술을 해도 회복이 안 되는 경우, 골다공증으로 뼈가 버티지 못해서 수술 전보다 더 나빠질 가능성이 높은 경우도 있다. 수술해서 과연 통증이 좋아질는지 확신할 수 없다는데도 환자는 수술을 해달라고 한다. 다른 병원에서도 수술이 어렵고 위험해서 안 된다고 했지만 환자는 너무 아픈데 해결해주는 곳이 없다고 한다. 피하고 싶기도 하지만 아픈 환자를 외면할 수는 없기에 가능성이 있다면 수술을 한다.

골괴사로 계속 진행하는 척추후만증; 마비와 통증

80세 여자 환자로 척추압박골절이 되었다. 등이 숙여지면서 골절된 뼛조각이 신경을 누르고 있다. 마비는 이미 진행되어서 휠체어 보행밖에 안 되는 상황이었다. 나이와 수술 나이도, 수술로서 얻을 수 있는 이점을 생각하면 수술을 하지 않는 게 맞는 상황이었다. 하지만 환자가 밤마다 바지를 내리고 허벅지에 파스를 바르면서 운다는 이야기를 듣고는 수술을 하기로 결정했다. 하루라도, 조금이라도 덜 아프게 해주는 것이 의미가 있다고 생각했다. 옆구리로 들어가 신경 손상을 조심하면서 신경을 누르던 뼛조각을 박리하고 제거했다. 생각보다 수술은 잘되었다. 환자의 통증은 다 좋아지지는 않았지만 너무 아팠던 때에 비하면 행복하다고 하셨다.

10년 전 사고로 하지 마비와 통증으로 살아온 환자

척추 골절이 되면서 뼛조각이 신경 손상을 일으켰고 하반신 마비로 휠체어 생활을 한 지 10년이 넘은 70세 환자가 왔다. 이미 신경 손상이 왔기에 대부분의 의사들은 수술이 도움이 안 된다 하였다. 이미 여러 대학병원을 다녀봤던 환자는 수술해도 좋아질 것이 없다는 설명을 듣고 나를 찾아왔다. 환자는 다리가 타들어가는 통증으로 10년간 제대로 잠을 자본 적이 없다고 했다. 고민이 많이 되었지만 환자가 너무 아파서 신경을 누르는 뼛조각을 제거해보기로 했다. 수술 다음 날 중환자실에서 환자분 사모님이 나를 보고 절을 하셨다. 어머니뻘 되는 어른의 절에 깜짝 놀라 같이 맞절을 했다.

환자가 몇 년 만에 처음으로 밤에 3시간 정도 잠을 잤다고 한다. 수술을 해줘서 고맙다고 하셨다. 척추를 전공하기 잘했다는 생각이 들었다. 이후에 환자는 통증이 다 좋아지지는 않았지만 이전보다는 편안해졌다.

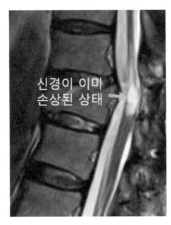

수술 전

수술 후

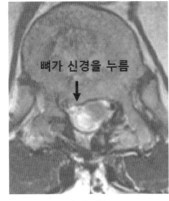

수술 전

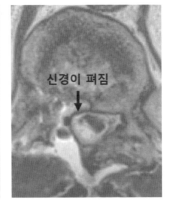

수술 후

이외에도 극심통과 마비가 있던 많은 환자들을 고쳤다. 수술 결과가 좋으면 보람차고 뿌듯하다. 척추 수술은 신경을 다루기 때문에 마비가 생길 수 있다. 디스크와 뼈는 골다공증과 염증으로 무너질 수 있다. 수술 후 심장, 뇌, 폐의 갑작스러운 병 때문에 대학병원으로 전원을 가야 하는 환자도 있다. 잘하려고 했지만 결과가 좋지 않은 환자들에게는 너무나 죄송한 마음이다. 그래도 찾아온 다른 환자들을 치료하기 위해 나는 내가 할 일을 계속해야 한다. 그날의 모든 수술들이 계획대로 잘 끝나면 더 바랄 것이 없다. 모든 것이 무탈하고 모두에게 좋은 일만 있었으면 좋겠다.

아이고 목이야

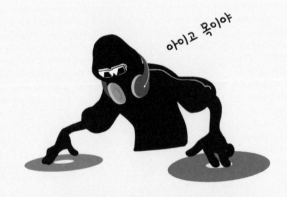

DJ 목디(목디스크 자키)

IV

목디스크

목디스크
진단

1
목디스크 원인과 증상

목디스크

허리디스크와 마찬가지로 목디스크도 파편이 튀어나와 신경을 누른다. 정확한 명칭은 '경추 추간판 탈출증'이다. 허리디스크보다 크기는 작지만 추간판 탈출증의 모양과 원리는 비슷하다. 디스크의 겉면인 섬유륜이 찢어지고 안쪽의 수핵이 튀어나와서 신경을 누른다. 경추의 신경은 뇌에서 바로 이어지는 신경으로 디스크가 누르면 어깨 통증이나 팔 저림이 발생한다. 심한 경추 척추신경압박은 사지 마비도 발생할 수 있다.

목디스크의 원인

목디스크도 허리와 마찬가지로 잘못된 자세, 노화와 동반된 많은 움직임, 선천적으로 약한 디스크가 원인이 된다. 허리는 몸무게를 견뎌야 하고 목은 머리 무게를 견뎌야 한다. 머리 무게가 적으므로 목디스크에 별문제가 안 생길 거라 생각하지만 목은 움직임이 많다.

목의 움직임

우리는 고개를 숙이는 동작을 많이 한다. 책, 컴퓨터, 스마트폰을 볼 때 고개를 숙인다. 목이 숙여진 자세에서는 머리가 앞으로 나오고 이는 목디스크에 압력을 높인다. 허리에서 후만 자세가 디스크에 안 좋은 것과 같다. 또 숙이는 동작은 뒤쪽 디스크를 벌려서 섬유륜이 잘 찢어지게 한다.

목뼈 관절 모양은 고개를 양옆으로 돌리기 용이하게 생겼다. 대부분의 동물들이 위험을 감지하기 위해 잘 보고, 잘 들을 수 있도록 목이 양방향으로 잘 돌아가게끔 되어 있다. 경추와 요추는 전만 모양으로 양옆 회전이 용이하고, 흉추는 후만 모양과 갈비뼈가 붙음으로 움직임이 적고 단단하다. 경추의 양옆으로 돌리고 꼬는 동작은 섬유륜 파열을 유발한다.

경추 전만 곡선

척추의 전만은 경추, 요추에 있다. 전만 곡선을 유지하는 데는 힘이 든다. 머리, 몸무게로 전만 곡선은 무너지고 우리 몸은 숙여지는 것이 편하다. 고개를 숙이는 것이 편하므로 머리가 앞으로 나오는 거북목 자세를 종종 볼 수 있다. 중력에 의해서 숙여지므로 목도 허리와 마찬가지로 펴줘야 한다. 신전을 통해 디스크에 가해지는 압력을 줄일 수 있다.

목디스크 증상

목디스크는 목 통증과 주로 견갑골, 어깨 통증, 팔 저림 등의 증상을 호소한다. 경추 척추신경 한 가닥이 눌리면 상지 근육 마비가 올 수 있다. 예를 들면 팔을 어깨 위로 못 올리거나 손의 물건을 쥐는 힘이 약해진다. 목의 척추신경 본체가 심하게 압박되면 사지 마비가 올 수 있다. 몸이 뻣뻣해지고 걸을 때 휘청거리는 것을 '경추척수증'이라 한다.

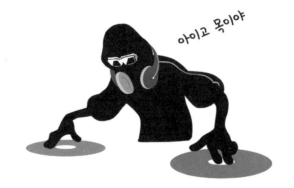

아이고 목이야

DJ 목디(목디스크 자키)

기능장애

목을 숙이거나 뒤로 젖힐 때
전기가 온다
고개를 들면 아프다
숫가락, 젓가락, 손톱깎이 사용이
어렵다, 글씨 쓰기 힘들다
머리 감기 힘들다
너무 아플 때는 팔을 머리 위로
들어야 하고 내릴 수 없다
걸을 때 힘이 빠진다
휘청거린다

통증

아프다, 저리다
뒷목, 등이 담 결린 듯하다
전기 흐르는 것 같다
전기가 온다
짜릿/쩌릿/찌릿하다
우리하다, 뻐근하다
눌린다, 빠지는 것 같다
저려서 살 수가 없다
칼/바늘로 찌르는 것 같다
팔이 잘려 나간다, 터질 것 같다
타들어가는 것 같다, 차갑다
머리가 무겁다
손발이 돌아간다
손이 오그라든다
두통, 눈이 아프다
가슴이 아프다
다리가 아프다

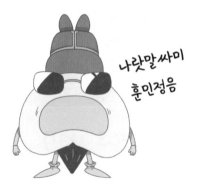

나랏말싸미
훈민정음

부위

목, 승모근, 어깨
견갑골, 날개뼈
등줄기, 등짝
팔, 손, 손끝
머리, 가슴

힘빠짐

손에 힘이 빠진다/없다
물건을 떨어뜨린다
어깨 위로 팔을 들 수 없다
팔꿈치 구부리고 펴기
손목 위로 올리기
손으로 물건 쥐는 힘이 약해진다
넘어질 것 같다
마비감, 기운이 없다

감각이상

남의 살 같다
감각이 없다, 무디다
손끝의 감각이 둔하다
신경이 예민하다
목 뒤로 벌레가 기어가는 것 같다
한쪽 몸이 이상하다

목디스크의 증상도 다양하다. 목, 등의 통증, 팔 저림이 가장 흔한 증상이다. 흔하지 않은 증상으로 두통이나 가슴 통증이 있어서 심장질환과 구분이 필요할 때가 있다.

• **척추분절**

목의 신경별로 담당하는 피부 감각 부위 및 움직일 수 있는 근육이
정해져 있다. 가장 대표적으로 팔을 어깨 위로 올리는 힘이 약해지
면 경추 4-5번에 목디스크를 의심한다. 네 번째, 다섯 번째 손가락
이 저리면 경추 7번-흉추 1번 디스크가 신경을 누를 것이다.

	감각이상, 저린 통증 부위 (피부분절)	운동신경 마비 부위 (근육분절)
경추 4-5번 디스크 (경추 5번 신경)	어깨	어깨 들기
경추 5-6번 디스크 (경추 6번 신경)	엄지손가락	팔꿈치 구부리기, 손목 펴기
경추 6-7번 디스크 (경추 7번 신경)	세 번째 손가락	팔꿈치 펴기, 손목 구부리기
경추 7번-흉추 1번 디스크 (경추 8번 신경)	네 번째, 다섯 번째 손가락	손목 구부리기, 엄지 올리기
흉추 1-2번 디스크 (흉추 1번 신경)		손가락 벌리기

- **전형적이지는 않지만 종종 볼 수 있는 목디스크 증상**

  목디스크로 두통이나 흉통이 발생할 수 있다. 두통, 안면 감각이상은 흔히 목디스크 증상이라 생각하지 못한다. 가슴 앞으로 오는 통증은 심장 혈관이 좁아져서 생기는 협심증과 증상이 비슷하다. 목디스크로 너무 아프면 팔을 머리 위로 들어야 한다. 간혹 진료실에 팔을 머리 위로 올리고 들어오면 심한 목디스크 환자임을 예상할 수 있다.

  보통 엉덩이, 허벅지 저림은 허리디스크로 인해 발생하지만 목디스크가 심하면 하지 통증으로 증상이 나타나기도 한다.

- **경추척수증의 증상**

  목디스크가 신경 가운데를 심하게 누르면 척수증이 생긴다. 신경 가지가 아니라 척수신경 본체가 눌리면서 마비 증상이 생기는 병이다. 손이 어눌해지고 힘이 빠진다. 글씨 쓰기, 젓가락질, 단추 채우기가 어려워진다. 몸이 뻣뻣해지고 약간 로봇 같은 느낌을 받는다. 걸을 때 다리에 힘이 빠지고 휘청거리게 된다. 항문 쪽으로 쥐가 나는 느낌을 받기도 한다.

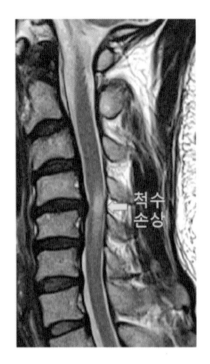
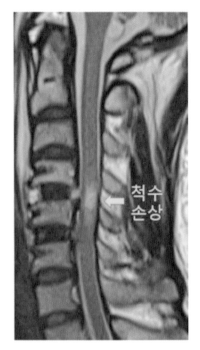

척수
손상

척수
손상

수 술 전   수 술 후

경추척수증: 경추 신경이 심하게 눌리면 MRI상 신호 변화 소견이 보인다. 혈류가 통하지 않아 척추신경이 눌린 부위가 하얗게 보인다. 수술을 해도 척추 손상 소견은 MRI상 남아 있는 경우가 많다. 수술 후 회복도 보통 더디다.

2
목디스크 검사법

목에서 팔로 이어지는 전기 흐르는 듯한 저림 증상은 목디스크를 시사한다. 어깨 관절 통증은 어깨를 돌릴 때 아프다. 근육통은 근육을 누를 때 아프다. 목디스크는 어깨 움직임이나 근육을 누르는 것과 관련이 없다. 목디스크인지 알 수 있는 자가 진단법을 배워보자.

레미떼 징후Lhemitte sign

목디스크의 주증상은 목 통증, 팔 저림이다. 목을 구부릴 때 증상이 더 나빠진다. 환자보고 목을 숙여보라고 한다. 의사가 손으로 머리를 숙여도 된다. 목을 숙이면 목 통증과 팔 저림이 심해진다. 가운데로 튀어나온 목디스크가 숙이는 동작에서 신경을 더 누르고 통증을 유발한다.

스펄링 테스트Spurling test

스펄링 테스트는 목의 신전+아픈 쪽으로의 측굴+위에서 누름으로 이루어진다.

목디스크 환자가 의자에 앉아서 고개를 뒤로 젖힌다. 평소 아픈 쪽이 우측이라면 목을 신전한 상태에서 턱을 우측으로 돌린다. 의사는 양손을 깍지 낀 후 두 손바닥을 환자의 머리에 놓고 신전, 우측 측굴 자세에서 머리를 위에서 아래로 누른다. 우측 승모근, 팔 저림이 심해진다. 아픈 쪽이 왼쪽이라면 하늘을 보는 상태에서 턱을 왼쪽으로 돌린다. 신경이 나가는 추간공을 좁게 해서 팔 저림을 유발하는 검사법이다. 추간공디스크, 추간공협착증 환자에게서 증상이 더 악화되는 것을 볼 수 있다.

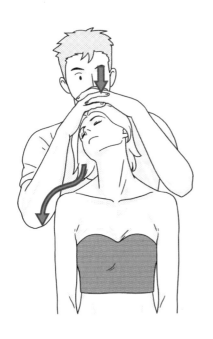

스펄링 테스트: 환자는 목을 뒤로 젖히고, 아픈 쪽인 우측으로 턱을 돌리거나 고개를 기울인다. 의사는 양손을 이용해서 머리를 위에서 아래로 누른다. 우측 목, 어깨, 팔로 저리고 아픈 통증이 심해진다. 평소 아픈 부위가 왼쪽이라면 고개를 왼쪽으로 돌리고 같은 검사를 시행한다. 어깨, 팔로 전기 흐르는 느낌이 심해진다.

목디스크 진단

MRI 나 CT를 찍어서 목디스크가 튀어나와 신경을 누르는지 확인한다. 디스크 탈출은 정중앙이나 오른쪽이나 왼쪽 추간공 부위에 위치할 수 있다.

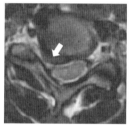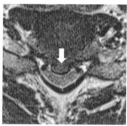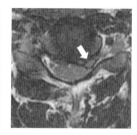

MRI 사진상 목디스크가 우측, 중앙, 좌측으로 튀어나와 신경을 누르고 있다.

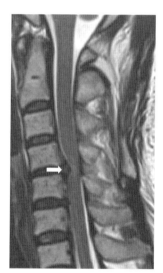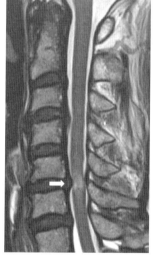

MRI 사진에서 디스크가 척수신경을 누르고 있다. 목디스크가 심하게 튀어나오면 신경에 피가 안 통해 하얗게 변하는 척수 허혈성 손상이 나타날 수 있다.

목디스크
운동법

1
견인 치료

목디스크로 증상이 심하면 진통 소염제를 먹고 쉬는 것이 좋다. 저림을 좋아지게 하기 위해서 견인 치료를 할 수 있다. 머리 무게에 의해 디스크가 눌리면 뒤로 튀어나온다. 추간공 높이도 좁아져 협착증으로 저림 증상이 심해진다. 견인 치료는 머리와 목을 위로 당겨준다. 디스크가 안으로 빨려 들어오고 추간공 높이를 늘이면 목 통증과 팔 저림이 좋아진다. 집에서 방문에 걸어 하는 견인치료기는 인터넷에서 구매할 수 있다. 병원에서는 목 보호대처럼 착용하는 제품을 사용한다.

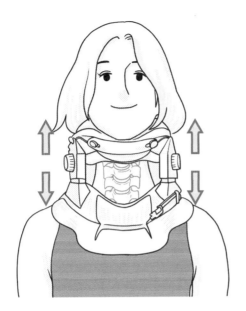

목 견인기: 목 보호대처럼 착용한 후 쇄골뼈와 턱을 지지하면서 가운데 길이를 늘이면 목뼈가 위아래로 늘어난다.

셀프 목 견인

수건이나 긴팔 옷을 이용해 집에서도 견인 치료를 할 수 있다. 머리 뒤에 수건 등을 걸어서 당긴다. 긴 수건이나 긴팔 옷을 이용하면 팔을 뻗어서 힘을 쓰기에 용이하다. 앉거나 서서 견인을 한다. 편안한 자세를 찾아 침대나 소파 끝에 누워서 견인을 해도 된다. 머리를 침대 끝 조금 밖에 위치시켜 목근육이 잘 이완되게끔 한다.

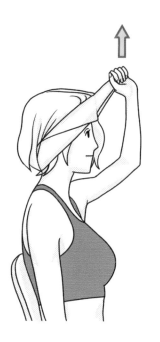

수건을 이용한 한 손 견인 치료:
길이가 긴 수건이나 긴팔 옷을 목
뒤에 받치고 수건의 양 끝을 잡는
다. 목디스크로 인해 아픈 팔 반대
쪽 손으로 수건을 잡는다. 뒤통수
에 수건이 걸쳐진 상태에서 팔을
위로 당긴다. 양손을 이용해서 당
겨도 된다. 몸의 힘을 빼 견인이
잘 되도록 한다. 고개를 살짝 숙이
거나 뒤로 젖혀서 견인이 잘되고
저림이 좋아지는 자세를 찾는다.
고개를 양옆으로 살살 돌려봐도
된다. 10초 정도 유지하고 견인을
푼다.

수건을 이용한 양손 견인 치료: 목
디스크는 보통 우측이나 좌측 한
쪽으로 신경을 누른다. 우측 어깨
나 팔이 아프다면 머리를 왼쪽으
로 기울인다. 우측 목을 늘이는 것
이다. 이 자세에서 수건을 목, 뒤
통수에 위치시킨 후 양손을 이용
해 당긴다. 우측 어깨, 팔 저림이
좋아진다. 왼쪽이 아프다면 왼쪽
목을 늘여준다.

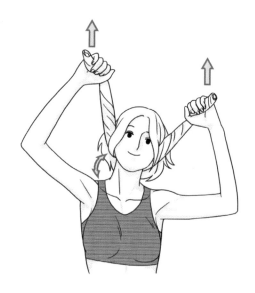

2
거북목, 턱 당기기

거북목

거북목증후군, 일자목을 들어보셨을 거다. 거북이가 머리를 앞으로 빼는 모습과 닮았다 해서 거북목이라 한다. 영어로는 'Forward head posture(머리가 앞으로 나온 자세)'라고 한다. 스마트폰, 컴퓨터를 하면서 이런 자세를 많이 볼 수 있다. 척추의 곡선들은 중력에 의해 앞으로 숙여지고 무너지려고 한다. 이를 버티려면 전만 곡선과 목 뒤 근육이 작용해야 하는데 자세에 신경을 쓰지 않으면 자연스레 머리와 목이 앞으로 나가는 거북목 모양이 된다.

머리 무게는 5kg으로 볼링공의 무게와 같다. 머리가 2cm씩 앞으로 나올 때마다 목에 4kg의 부하가 더 걸린다. 전만 자세에서는 머리 무게가 뒤쪽 뼈, 관절에 나눠지는데 후만 자세(거북목)에서는 디스크에 대부분의 무게가 가해진다. 디스크의 퇴행과 손상이 발생할 수 있다.

목이 아프다면 내가 평소에 거북목 자세가 되지 않는지 살펴봐야 한다. 컴퓨터, 스마트폰을 보면서 목이 앞으로 빠지는 것은 디스크 뿐 아니라 목근육의 긴장도를 높여 목 통증을 유발한다. 목을 거북목 자세에서 원래 위치로 돌려야 하는 이유다.

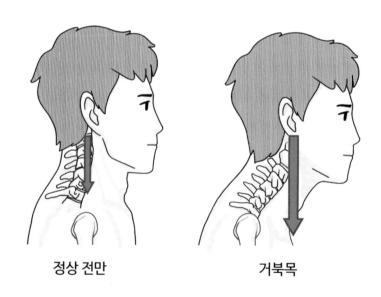

정상 전만　　　　　　　거북목

정상 전만 곡선에서는 머리 무게가 척추관절, 디스크에 적절히 분배된다. 거북목은 머리가 앞으로 빠지고 디스크에 많은 부하를 가한다. 정상 자세와 거북목을 확인할 때, 귀와 어깨의 위치를 확인한다.

턱 당기기

거북목 및 목디스크 증상을 줄이기 위해 턱 당기기는 좋은 운동법이다. 긴장을 풀고 가슴을 펴면서 허리와 등을 세운다. 목 앞쪽 근육에 힘을 주면서 턱을 당긴다. 가슴을 펴면서 가슴근육에 힘을 주면 목 앞쪽 근육에 힘을 더 잘 줄 수 있다. 목 뒤쪽 근육이 늘어나는 느낌을 받는다. 고개는 너무 숙이지 않는다. 머리가 뒤와 위로 향하는 느낌으로 움직인다. 턱은 이중턱이 된다. 방법을 모르겠다면, 처음에는 턱 앞에 손가락을 대고 턱을 당겨 손가락과의 거리가 멀어지도록 한다. 손가락으로 턱을 뒤로 밀어도 된다. 벽에 등을 대면서 턱 당기기를 하면 편하고 어색하지 않게 운동할 수 있다. 의자에 등을 비스듬히 대고 누우면 목디스크 환자도 편하게 턱 당기기를 할 수 있다. 운전할 때나 시간 나는 대로 자주 턱 당기기를 해준다.

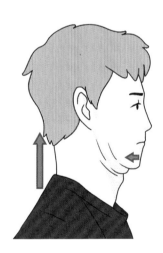

턱 당기기: 턱을 뒤로 당겨 이중턱을 만든다. 고개를 숙이지 않고 수평으로 뒤로 움직인다. 시선이 아래로 가지 않도록 한다. 목 뒤 근육이 늘어나면서 등과 일자가 되는 느낌이다. 가슴을 펴면서 대흉근(가슴근육) 및 목 앞쪽, 뒤쪽 근육에 3초간 힘을 주고 편한 자세로 돌아온다. 처음에는 손가락을 턱 앞에 대거나, 벽이나 의자에 비스듬히 기대서 '턱 당기기'를 해도 된다.

목디스크와 턱 당기기

목디스크 환자는 디스크 바깥막인 섬유륜이 찢어져서 목 통증도 심하다. 거북목으로 머리가 앞으로 빠진 자세에서 디스크에 무리가 많이 가므로 목 통증이 심해진다.

턱 당기기는 거북목 교정뿐 아니라 목디스크 환자가 할 수 있는 좋은 운동이다. 나도 목디스크로 인한 목과 승모근 통증이 있을 때 턱 당기기로 효과를 봤다. 턱 당기기는 목의 코어근육(목 앞뒤 근육, 가슴근육)을 단련시켜 안정성을 주고 머리를 바른 자세로 옮겨 디스크에 가해지는 하중을 줄인다.

목디스크 환자가 턱 당기기를 하면 목이 아플 수 있다. 승모근, 팔 저림이 심하지 않다면 약간의 통증은 감수하면서 운동을 계속한다. 머리 무게를 버티게끔 목을 지지하는 근육들을 단련시키면 목 디스크 증상도 좋아진다.

턱 당기기의 변형

- 손가락으로 턱을 누르면서 턱 당기기: 턱 당기기를 처음 할 때 익숙하지 않으면 손가락으로 턱을 누르면서 한다. 또 다른 방법으로 턱 앞에 손가락은 가만히 있고 턱 당기기를 하면 손가락과 턱 사이의 공간이 멀어지면서 운동을 제대로 하고 있는지 확인할 수 있다.

• 양팔 벌리고 턱 당기기: 턱 당기기를 더 강력하게 할 수 있는 방법이다. 양팔을 양옆으로 활짝 벌리고 가슴을 편다. 팔을 더 뒤로 하면서 등근육을 모은다. 이 자세에서 턱 당기기를 같이 한다. 3초 정도 자세를 유지하고 힘을 푼다.

• 팔꿈치 구부리고 날개뼈 모으면서 턱 당기기: 팔꿈치를 90도로 하여 몸에 붙인다. 팔을 벌리면서 견갑골을 뒤로 모아준다. 어깨가 위로 뭉쳐 올라가지 않도록 팔꿈치와 어깨를 땅 방향으로 내린다. 가슴에 힘을 주면서 목 앞쪽 근육도 같이 힘을 준다. 턱을 당겨준다. 3초 유지한 후 원래 자세로 돌아온다. 이를 5회 반복한다.

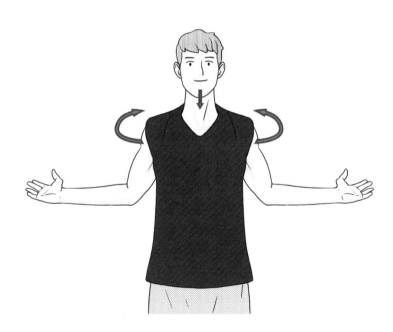

- 견갑골, 팔 저림이 있다면 턱 당기기를 한 자세에서 목을 반대쪽으로 기울여 목근육과 신경 구멍을 넓혀준다. 팔 저림이 좋아지는지 본다. 우측 팔이 저리다면 턱을 당긴 상태에서 고개를 왼쪽으로 꺾는다. 우측 목근육과 신경 구멍을 넓혀준다.

누워서 하는 목 운동

누우면 근육의 힘을 빼고 몸의 긴장을 풀기 쉬워진다. 목을 스트레칭하고 운동하기 쉬운 자세다. 누워서 목 운동을 하려면 침대에 걸쳐서 머리와 목이 밖으로 나와야 한다. 어깨가 5~10cm 정도 침대 끝에서 나오면 된다. 이 자세에서 몸의 힘과 긴장을 푼다. 신전 운동과 턱 당기기를 같은 자세에서 할 수 있다.

누워서 하는 턱 당기기

앉거나 서서 하는 턱 당기기보다 중력을 이용하여 목근육을 더 단련할 수 있다. 서서 하는 턱 당기기를 먼저 해보고 익숙해지면 누워서 시도해본다.

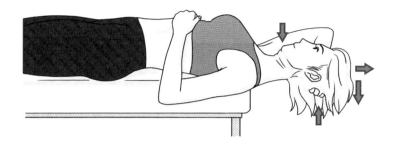

누워서 하는 턱 당기기: 침대 끝에 어깨와 목을 바깥으로 위치시키면서 눕는다. 한 손으로 머리 뒤를 받친다. 턱을 당기면서 가슴근육, 등근육에 힘을 준다. 머리는 정수리, 뒤통수 방향으로 움직인다. 3초간 힘을 주고 힘을 빼면 중력에 의해 고개가 뒤로 살짝 젖혀진다. 이를 5회 반복한다.

3
목 맥켄지 신전 운동

목이 숙여지면 디스크에 무리가 많이 간다. 디스크 뒤쪽이 벌어지면서 찢어질 수 있다. 숙이는 동작으로 디스크 앞의 압력이 높아지고 수핵이 뒤로 밀려 나올 수 있다. 항상 정상 전만 곡선을 유지하는 것은 쉽지 않다. 컴퓨터, 스마트폰, 책을 보면서 우리는 고개를 오랫동안 숙인다. 무의식적으로 고개는 숙여지기에 운동을 한다면 고개를 뒤로 젖혀서 하늘을 봐야 한다. 목 맥켄지 신전 운동은 디스크의 압력을 줄이고 수축되어 있던 목 앞쪽 근육을 늘여준다.

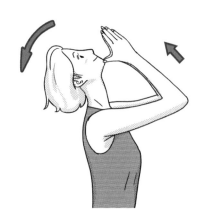

목 맥켄지 신전 운동: 양손을 모은 후 엄지손가락을 턱밑에 댄다. 고개를 뒤로 젖힐 때 손의 힘으로 지그시 뒤로 젖혀준다. 하늘을 보면서 목 앞의 근육이 늘어나는 것을 느낀다. 2초 유지 후 원래 자세로 돌아온다.

고개를 뒤로 젖히면서 목 통증, 팔 저림이 심해진다면 운동을 멈춘다. 어느 정도 지나 휴식이나 소염제 복용으로 통증이 좋아지면 운동을 다시 해본다. 괜찮다면 신전 운동을 점진적으로 늘려간다. 목 신전 운동 후 목이나 팔이 시원해지는 느낌이 있어야 한다.

목 맥켄지 신전 운동의 변형

• 수건을 이용한 반복적 신전 운동: 수건을 양손으로 짧게 잡아서 목 뒤에 두른다. 목 뒤를 고정한 상태에서 고개를 뒤로 젖히고 원래 자세로 돌아온다. 고개를 까닥까닥하듯 부드럽게 뒤로 젖혔다 돌아오는 것을 반복한다. 뭉치고 굳어 있는 목근육을 이완시키고 신경의 유착을 풀고 관절 운동성을 회복한다. 견갑골, 팔 저림을 좋아지게 하는 운동이다.

• 손을 이용한 반복적 신전 운동: 수건 없이 양손을 이용해 뒷목을 잡는다. 손가락으로 목을 받치면서 목을 뒤로 젖힌다. 머리를 뒤로 젖힌 자세를 2초간 유지하고 다시 중립 자세로 돌아온다. 이 과정을 10회 반복한다. 3-4번 목디스크 탈출증이 있다면 목 중간보다 위를 양쪽 2, 3번째 손가락으로 고정하고, 6-7번 목디스크 탈출증이 있다면 승모근이 붙는 아래 목 부위를 손가락으로 고정하여 고개를 뒤로 젖힌다.

엎드려서 하는 목 맥켄지 신전 운동

엎드려서 하는 허리 맥켄지 신전 운동과 같은 자세다. 처음에는 고개를 숙여서 목 뒤 근육을 늘여준다. 신전 시 머리 무게의 저항 때문에 목 근력이 향상된다.

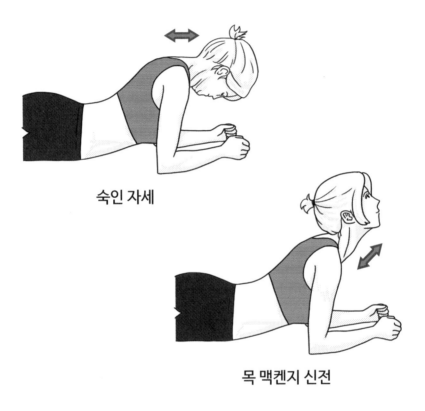

숙인 자세

목 맥켄지 신전

엎드려서 하는 목 맥켄지 신전 운동: 바닥에 엎드려 눕고 팔꿈치로 버티면서 몸통을 올린다. 고개를 중력에 떨구면서 턱이 접히도록 한다. 머리를 최대한 들어올려서 하늘을 본다. 5초 정도 버티고 머리를 편안한 중간 자세로 왔다가 다시 머리를 떨군다. 운동을 5회 반복한다. 목디스크, 목 통증 때문에 숙이는 게 힘들다면 많이 숙이지 않고 올려서 버티는 동작에만 집중한다.

누워서 하는 목 맥켄지 신전 운동

누운 자세에서 어깨근육과 목근육을 편안하게 이완시키고 중력에 의해 고개를 최대한 젖힐 수 있다. 그냥 목에 힘을 주어서 올라와도 되고, 손으로 머리 뒤를 받쳐서 올려도 된다. 머리가 내려가므로 혈압이 오르거나 어지러울 수 있으니 조심한다. 안압도 올라갈 수 있으므로 녹내장이 있는 환자는 주의한다. 고개를 뒤로 젖히면서 목 통증, 팔 저림이 심해진다면 이 운동은 하지 않는다.

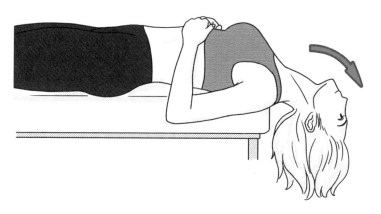

누워서 하는 목 맥켄지 신전 운동: 침대 끝에 어깨가 약간 밖으로 나오게 눕는다. 몸에 힘을 빼고 중력에 의해 목을 뒤로 젖힌다. 신전 자세를 3~5초 정도 유지한 후 손으로 머리를 받치면서 올라온다.

4
라운드숄더

거북목은 목만 숙여지는 것이 아니고 등도 같이 구부정해진다. 어깨도 안으로 말려 들어온 모양을 라운드숄더(round shoulder, 굽은 등)라 한다. 등과 어깨가 구부정한지 알 수 있는 방법으로 거울을 보고 손의 위치를 확인한다. 거울에 손등이 많이 보이면 등과 어깨가 구부정한 것이다. 가슴을 펴고 바로 서면 손바닥이 엉덩이, 허벅지 옆에 붙어서 손등이 아닌 엄지손가락이 보인다.

구부정한 자세에서는 어깨가 안으로 말려 있어서 가슴근육도 수축된다. 거북목, 라운드숄더 교정은 목뿐 아니라 가슴을 펴고 견갑골을 모으는 운동을 해야 한다. 목디스크로 인한 목 통증이 있을 때 목 운동을 하기는 힘들다. 대신 큰 근육인 가슴근육을 늘여주고, 승모근, 날개뼈근육들을 당겨 단련시킨다.

모서리 벽을 이용한 가슴 스트레칭

벽만 있으면 할 수 있는 맨손 스트레칭이다.

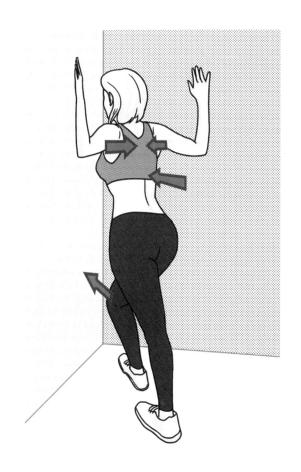

모서리 벽을 이용한 가슴 스트레칭: 팔을 벌려 기역 자 모서리 벽에 댄다. 한쪽 발을 앞으로
내밀어 무릎을 구부리면서 몸을 앞으로 기댄다. 3초 정도 가슴을 스트레칭하면서 견갑골을
모은다. 3~5회 지그시 가슴 스트레칭을 반복한다.

날개뼈 모으고 하늘 보기(scapula retraction)

사무실이나 공부하다가 등이 뭉쳤을 때 앉아서 시원하게 할 수 있는 스트레칭이다.

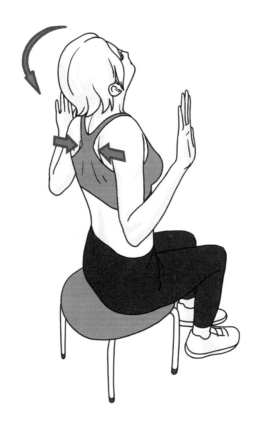

날개뼈 모으고 하늘 보기: 의자에 앉아서 양손 바닥이 바깥을 보게 하고 팔꿈치를 구부린다. 팔꿈치와 견갑골을 최대한 뒤로 모은다. 고개를 뒤로 젖혀서 하늘을 본다. 가슴을 펴고 견갑골을 모은 상태를 5초 유지하고 원래 자세로 돌아온다. 등이 뻐근할 때 해도 좋은 스트레칭이다.

어깨 돌리기

승모근, 어깨가 뭉쳤을 때 언제든지 할 수 있는 맨손 스트레칭이다.

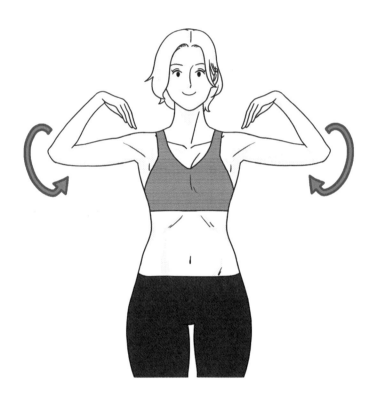

어깨 돌리기: 양손을 양어깨에 올리고 팔꿈치를 앞에서 뒤로 돌린다. 팔꿈치로 원을 크게 만들어 돌린다. 최대한 가슴을 펴주고 날개뼈를 모은다. 10회 정도 팔꿈치를 돌린다.

엎드려서 흉추 회전 운동(quadraped thoracic rotation)

흉추 가동성을 높이는 회전 운동은 굽은 등, 수축된 앞쪽 가슴근육을 늘여주고 등근육을 수축시켜 단련한다. 목디스크 환자의 목근육, 등근육 강화에 좋은 운동이다.

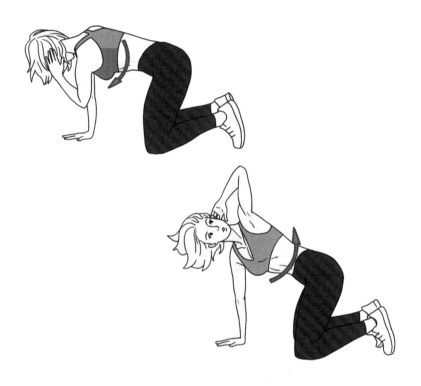

엎드려서 흉추 회전 운동: 무릎을 꿇고 엎드린 자세에서 왼쪽 손을 귀에 대거나, 머리 뒤로 올린다(좌측 사진). 고개와 팔꿈치를 왼쪽으로 회전시키면서 왼쪽 가슴을 최대한 편다(우측 사진). 회전시키는 끝 동작에서 팔꿈치가 최대한 올라가고, 견갑골에 더 힘을 준다. 시선은 하늘을 본다. 원래 자세로 돌아온 후 이를 10회 반복한다. 내려오는 동작에서 팔꿈치를 안쪽, 우측으로 밀면서 어깨근육을 늘여도 된다. 반대쪽 운동을 할 때는 우측 손을 귀 옆에 대고 우측 팔꿈치를 위로 올린다.

5
목디스크 운동 및 생활 교정

목디스크 운동

목디스크는 보통 퇴행성 질환인데 비교적 젊은 나이인 30대에도 발생한다. 젊은 나이에 발병한 목디스크는 선천적으로 디스크가 약하거나 잘못된 자세 때문에 발생한다. 옛날처럼 머리에 무거운 걸 이고 다니는 사람은 별로 없을 거다.

허리근육처럼 큰 근육은 운동하기 쉬운데, 목근육처럼 작은 근육은 단련시키기 어렵다. 목근육은 운동으로 효과를 보기 쉽지 않다. 게다가 목디스크 탈출로 통증이 심할 때는 움직이기조차 불편하다. 그럴 땐 목을 움직이지 않고 쉬는 게 좋다. 운동보다는 진통 소염제와 목 보호대가 도움이 된다. 그래도 본인에게 효과가 있는 운동을 올바르게 하면 목디스크 증상을 호전시킬 수 있다. 통증을 줄이기 위해 견인과 목 신전 운동을 해본다. 통증이 줄어들면 턱 당기기를 한다. 목근육만 단련시키기보다 승모근, 등근육을 같이 단련시키는 것이 좋으므로 가슴 펴기 운동들을 한다.

목디스크 환자가 하면 안 좋은 운동

목에 충격을 줄 수 있는 운동은 피한다. 뛰기, 축구, 농구, 에어로빅 등이 여기에 해당한다. 사이클처럼 몸은 숙여지고 목을 과도하게 젖힌 자세를 오랜 시간 유지해야 하는 운동도 좋지 않다. 목이 젖혀지므로 신전 운동이라 생각할 수 있지만 어깨, 가슴이 같이 펴지지 않기 때문에 목근육에 무리가 많이 간다. 신전 운동은 가슴, 등, 목을 같이 일시적으로 늘이는 것이고, 사이클은 몸이 숙여진 자세로 고정되어 있으면서 목만 뒤로 젖혀진 자세를 오래 유지해야 하므로 무리가 간다.

목디스크 예방을 위한 생활 교정

일상생활에서 숙이는 동작을 피해야 한다. 목디스크 환자는 생활 속에서 여러 자세를 점검해봐야 한다. 컴퓨터 모니터를 눈높이로 올린다. 모니터를 높이기 힘들다면 의자를 낮춘다. 목디스크로 앉아 있기 힘들면 머리 받침이 있는 의자를 약간 뒤로 젖혀지게 해서 앉는다. 목디스크에 가해지는 머리 무게 하중을 줄여준다. 허리도 아프다면 스탠딩 책상을 사용하는 것이 좋다.

책을 읽거나 스마트폰을 사용할 때 고개가 숙여지지 않도록 주의한다. 스마트폰을 든 손을 눈높이로 올려서 고개가 숙여지지 않도록 한다. 서서 책을 보는 자세는 목과 허리에 좋다. 앉았다 서기를 반복하면서 책을 보면 힘들지 않다.

양옆으로 고개를 돌리는 동작은 어떻게 해야 할까? 고개를 꼬면서 돌리지 말고 몸통을 같이 돌린다. TV를 보거나 운전할 때 목 뒤에 쿠션 등을 받쳐서 고개가 숙여지지 않도록 한다. 잘 때 베개는 낮은 것이 좋다. 어떤 자세로 자는 것이 좋으냐고 물어보시는데, 자면서 자세가 계속 변하기 때문에 크게 중요하지 않은 것 같다.

고개 숙이는 인사가 문제다

나도 목디스크가 있다. 컴퓨터를 조금 하거나 아침에 자고 일어날 때 우측 승모근으로 기분 나쁜 통증이 있다. 어깨가 떨어져 나갈 것 같이 아플 때는 정말 괴롭다. 나이가 들어서 생겼을 수도 있고 나쁜 자세 때문에 생겼을 수도 있다. 그래도 젊은 편인데 왜 목디스크에 걸렸는지 곰곰이 생각해봤다. 의대생 때 학교, 병원에서 선배들, 교수님들께 하루에도 몇 번씩 고개 숙여서 인사를 해야 했다. 그것이 습관이 되어 직장에서 아는 사람을 볼 때마다 고개 숙여 열심히 인사를 했다. 젊었을 때는 몰랐는데 목디스크가 생기니 고개를 숙여서 인사하면 목이 아팠다. 목과 허리는 일자를 유지하면서 몸통과 고관절을 숙이는 방식으로 인사법을 바꿨다. 가볍게 손 인사도 했더니 목 통증이 확실히 좋아졌다.

목디스크
치료

1
목디스크 비수술 치료

몸에 부담이 덜 가는 간단한 치료부터 단계적으로 시작한다. 환자는 주로 어깨, 팔 저림을 호소하는데 통증을 줄이는 것이 치료다. 환자에게 약물, 주사 치료를 설명하면 어떤 분은 "근본적인 치료가 아니지 않느냐", "병은 그대로 있는 것 아니냐"라고 하신다. 디스크는 증상을 줄이는 것이 치료다. 만약 아프지 않다면 병원을 찾지도 않을 것이다. MRI상 디스크가 크게 터져 있어도 통증과 불편함이 없다면 더 이상의 치료는 필요 없다. 통증 때문에 불편하고, 마비가 있다면 수술을 해야 한다.

신경차단술

목디스크 수술을 피할 수 있는 가장 좋은 치료법이다. 목디스크 탈출이 있는 곳에 바늘을 위치시키고 스테로이드 주사를 놓는다. 목에는 중요한 혈관이 있고 주사액이 잘못 들어가면 혈압이 떨어질 수 있어서 주의를 요한다.

씨암(C-arm, 엑스레이)보다 CT를 보면서 주사를 놓는 것이 안전하고 효과가 좋다. 작은 신경 구멍에 정확히 주사액을 전달할 수 있다.

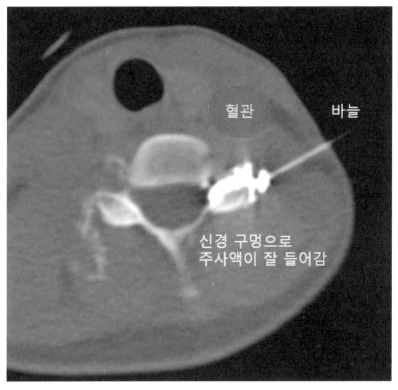

CT 신경차단술: 혈관을 피해 바늘을 신경 구멍으로 안전하고 정확하게 위치시킬 수 있다.

소염제

파열된 디스크 주변의 염증과 붓기를 줄여서 통증을 줄인다. 단순 진통제가 아닌 소염 진통제로 염증을 줄이는 역할을 한다.

시술

신경차단술로 효과가 별로 없거나 여러 부위에 병이 있고, 목 통증이 있을 때 신경성형술을 고려한다. 부분마취하여 목 뒤로 얇은 카테터를 넣어 여러 분절에 주사액을 주입하고 나오는 치료법이다.

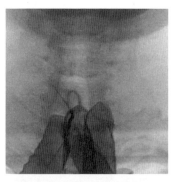
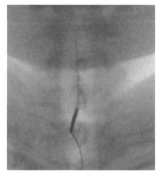
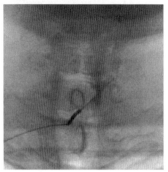

목 신경성형술: 얇은 카테터를 목 뒤쪽으로 삽입하여 좌우, 가운데로 방향을 정해서 여러 마디에 주사액을 주입할 수 있다.

2
목디스크 수술

목디스크 수술, 언제 해야 할까?

목디스크로 통증이 있으면 6~8주간 비수술적 치료를 먼저 해본다. 마비가 있거나 좋아지지 않는 극심통이면 6주를 기다리지 않고 수술을 한다. 6주가 지났는데도 일상생활을 하기에 불편할 정도의 통증이 있다면 환자가 수술을 받을지 결정한다. 이 정도 통증과 불편함을 감수하면서 살 수 있을지 생각해본다. 통증 때문에 괴롭고 삶의 질이 떨어지며, 하고 싶은 활동에 지장이 있으면 수술을 받는 것이 좋다.

목디스크 수술법들

목디스크 수술법도 여러 가지 방법이 있다. 목디스크 탈출 부위, 범위, 환자 나이, 증상을 고려해서 수술 방법을 정한다.

1) 경추유합술(ACDF)

경추유합술은 목디스크 탈출증 치료에 있어서 가장 오래되고 확실한 수술법이다. 영어로 ACDF(anterior cervical discectomy and fusion)라 한다. 목 전방으로 접근하여, 경추디스크를 제거하고 빈 공간에 인공뼈를 담은 케이지를 삽입한다. 척추체 두 개를 하나의 뼈로 굳혀서 유합술이라 한다. 인공뼈를 담은 케이지만 넣기도 하고, 척추체 앞에 금속판과 나사못을 고정하기도 한다.

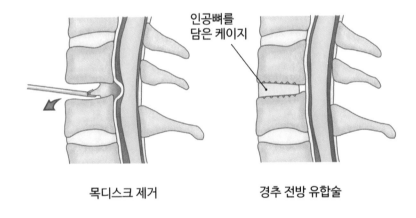

목디스크 제거   **경추 전방 유합술**

경추유합술: 경추디스크가 뒤로 튀어나와 신경을 누르고 있다. 신경을 누르고 있는 목디스크를 포셉으로 제거하여 신경 눌림을 풀어준다. 디스크를 제거한 빈 공간에 인공뼈를 채운 케이지를 삽입한다. 디스크가 원래 높이로 복원된다. 1~3개월이 지나면 두 개의 경추뼈는 하나로 붙는다.

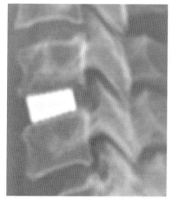 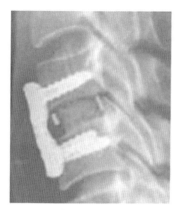

단독 케이지   금속판, 나사못+케이지

디스크를 제거하고 빈 공간에 인공뼈를 담은 케이지만 단독으로 넣을 수 있다. 더 단단한
골유합을 위해 경추뼈 앞에다 금속판과 나사못을 고정하기도 한다. 케이지 대신 골반에서
자기 뼈를 떼는 자가골 이식을 할 수도 있다.

경추유합술의 장점

경추유합술은 디스크 한 마디를 제거하고 굳히는 수술로 신경통과
목 통증을 확실히 잡을 수 있는 수술법이다. 퇴행성 디스크로 인한
목 통증도 좋아진다. 디스크 높이가 낮아져서 발생한 추간공협착
증도 경추유합술로 신경이 눌리지 않게 할 수 있다. 퇴행성으로 두
꺼워진 뼈를 갈아내고, 인공뼈로 디스크 높이를 복원한다.

목디스크 수술이 허리디스크 수술보다 결과가 좋다?

목디스크 수술은 허리디스크 수술보다 결과가 좋다. 보통 목디스크 환자가 굉장히 많이 아파해서 수술 후 만족도가 높다. 목디스크 수술은 디스크 전체를 없애고 인공뼈나 인공디스크로 치환하므로 남은 디스크로 인한 불편함이 없다. 목디스크는 머리 무게를, 허리디스크는 몸무게를 견뎌야 하므로 퇴행성 변화나 부하도 목이 허리보다 덜하다.

경추유합술의 단점

• 수술 후 목의 불편함: 앞쪽 목에 3cm 정도의 흉터가 생긴다. 식도를 젖히면서 수술을 하므로 수술 후 며칠 동안 음식물 삼킬 때 불편함이 있을 수 있다.

• 운동 범위 제한: 보통 한 마디 디스크 유합술은 목 움직임에 큰 차이가 없다. 통증이 좋아지니 오히려 움직임이 더 좋아지기도 한다. 세 마디, 네 마디 유합술에도 목의 움직임은 75% 정도 유지된다. 일상생활에 필요한 목 움직임은 50% 정도이므로 큰 지장이 없다.

• 불유합: 뼈를 붙이기 위한 수술인데 골유합이 안 되면 문제가 된다. 당뇨, 흡연은 불유합의 가능성을 높인다. 수술 후 한 달간은 금연해야 한다. 목 보호대는 보통 한 달 동안 착용하나 의사 판단하에 더 길게 착용할 수 있다. 잘 때, 샤워할 때는 보호대를 풀어도 된다.

• 인접 분절 질환: 유합술을 한 위아래 디스크의 퇴행성 변화가 빨리 올 수 있다. 이를 인접 분절 질환이라 한다. 목을 숙이고 펼 때 여러 디스크 마디가 조화롭게 움직여야 하는데 유합된 부위 위아래 디스크는 과하게 움직여야 한다. 이로 인한 스트레스가 누적되면 인접 디스크가 빨리 망가진다. 경추유합술 10년 후 20% 환자에게서 인접 분절 디스크 질환이 발생한다.

2) 인공디스크 치환술

경추 유합 없이 목의 움직임을 보존해주는 목디스크 수술법이다. 경추디스크를 제거한 곳에 인공디스크를 넣어서 목을 원래대로 움직이게 한다. 디스크 높이가 잘 보존되어 있고 추간공협착이나 퇴행성 변화가 없는 경우에 시행한다. 퇴행성 변화가 심하다면 경추유합술을 해야 한다. 인공디스크 치환술은 경추유합술의 단점인 인접 분절의 퇴행성 변화를 늦춘다. 수술 후 보호대는 1~2주 정도만 착용해도 된다.

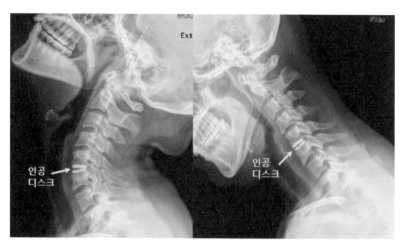

인공디스크 치환술: 인공디스크 치환술을 받은 환자의 엑스레이 사진이다. 고개를 젖히고 숙일 때 인공디스크가 다른 정상 디스크들과 같이 기능한다.

인공디스크 치환술의 단점

인공디스크 치환술도 목 앞으로 수술하니 수술 직후 음식물을 삼킬 때 불편하고 목 앞쪽에 흉터가 생긴다. 또 하나의 단점은 비싼 수술 비다. 인공디스크 기구 자체가 경추유합술의 인공뼈보다 비싸다. 목의 움직임을 보존해주는 장점이 크기 때문에 젊은 사람은 가능하다면 인공디스크 치환술을 시행한다.

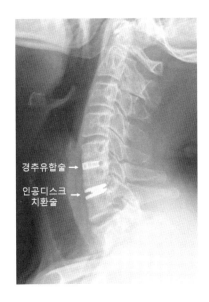

하이브리드 수술: 퇴행성 변화가 심한 곳은 경추유합술을, 심하지 않은 곳은 인공디스크 치환술을 시행한 하이브리드 수술 엑스레이 사진이다.

케이지

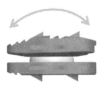

인공디스크

케이지와 인공디스크: 케이지는 전방 유합술 시 뼈를 담아서 골유합을 유도한다. 움직임을 없애서 통증을 줄인다. 인공디스크는 목을 숙이고 펴는 동작이 가능하게끔 움직인다.

3) 후방 감압술(Posterior Foraminotomy)

후방 감압술은 목 뒤로 피부 절개를 하는 수술이다. 5mm 정도 뒤쪽 경추뼈에 구멍을 내어 신경이 눌리지 않게 해준다. 신경 앞에 디스크가 있으면 신경을 젖히고 디스크를 뽑아낼 수 있다. 경추 추간공협착증은 신경이 앞뒤에서 눌리는데 뒤쪽 뼈를 없애 눌린 신경을 풀어준다.

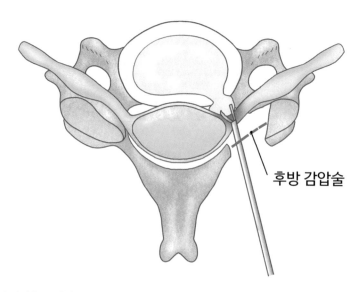

후방 감압술

후방 감압술: 목뼈의 뒤쪽에 5mm 크기의 구멍을 만들고 신경 눌림을 풀어준다. 디스크 탈출증/협착증으로 신경이 앞뒤에서 눌리는데 뒤의 뼈를 없애주어 눌린 신경을 감압시킨다. 디스크 조각도 포셉을 이용해서 뽑아낼 수 있다.

어떤 환자에게 후방 감압술이 가능한가?

양팔이 아닌 한쪽 팔만 저린 목디스크, 경추 추간공협착증 환자에게 후방 감압술을 시행한다. 예를 들어 우측 팔만 저린 환자가 왔는데 MRI상 우측 신경이 디스크나 협착증으로 눌리면 우측 후방 감압술을 시행한다. 양쪽 팔이 아프거나 목 통증이 심한데, MRI상 디스크가 가운데로 튀어나왔다면 목 앞으로 수술하는 경추유합술이나 인공디스크 치환술을 해야 한다.

여러 마디의 협착증도 한쪽으로만 증상을 일으키면 후방 감압술을 하는 것이 유리하다. 여러 마디 경추유합술은 수술 시간도 오래 걸리고, 수술 후 회복도 어려워 환자와 의사 둘 다 힘든 수술이다. 이를 후방 감압술로 간단하게 빨리 효과적으로 고칠 수 있다.

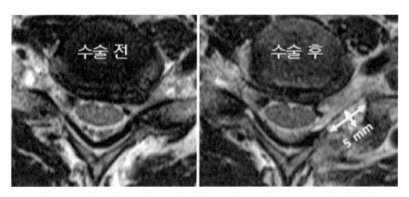

후방 감압술: 수술 전 MRI 사진상 추간공협착(분홍색)이 보인다. 수술 후 사진에서 뒤쪽 뼈 5mm를 제거한 후 신경길이 넓어졌다.

후방 감압술의 장점

후방 감압술은 작은 상처가 목 뒤로 생기는 것이 장점이다. 목 앞쪽 흉터는 잘 보이지만 뒤쪽 상처는 머리카락, 옷 등으로 가릴 수 있어서 낫다.

후방 감압술은 유합술이 아니기에 보조기를 오래 착용하지 않아 수술 후 일상생활이 편하다. 수술이 비교적 간단하고, 여러 마디에 병이 있을 때도 할 수 있는 좋은 수술법이다.

4) 목 내시경

앞에 설명한 수술들은 전신마취가 필요하다. 목 내시경은 전신마취 없이 부분마취로 디스크를 제거할 수 있다. 피부 절개가 0.5cm로 작고 당일 퇴원도 가능하다. 부분마취가 장점이자 단점인데 깨어 있는 상태에서 목에 내시경을 넣는 불편함을 견뎌야 한다.

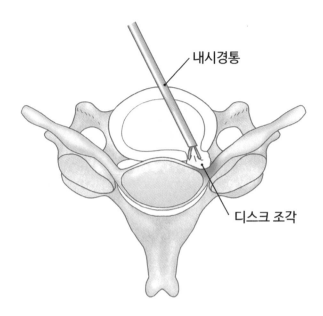

내시경통

디스크 조각

목 내시경: 5mm 두께의 내시경통을 목 앞쪽으로 해서 디스크 안으로 넣는다. 내시경으로 보면서 포셉을 사용하여 디스크 조각을 뽑아낸다.

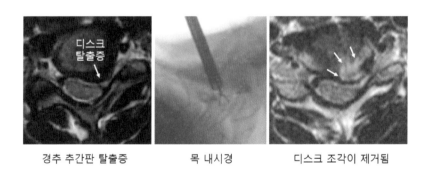

디스크 탈출증

경추 추간판 탈출증　　　목 내시경　　　디스크 조각이 제거됨

목 내시경: 좌측 MRI 사진에서 목디스크가 신경을 누르고 있다. 가운데의, 수술 중 방사선 사진에서 목 내시경이 디스크를 통과하였고 포셉이 보인다. 우측 MRI 사진에서 디스크 조각이 잘 제거되었다.

목디스크가 여러 마디에 있을 때 목디스크 수술

목디스크가 한 마디에만 있어도 괴로운데 여러 마디에 발생하기도 한다. 가능한 목디스크 유합 범위를 줄여야 한다. 디스크 높이가 내려앉고 퇴행성 변화가 심한 마디는 경추유합술을 해야 하지만 그렇지 않은 곳은 인공디스크 치환술, 목 내시경을 고려한다. 한쪽 팔 저림만 있다면 후방 감압술을 계획한다.

* 목디스크 수술 요약

마비, 극심통이 있으면 수술을 해야 하고 목 통증이 심하거나 퇴행성 변화, 협착증이 심하면 경추유합술(ACDF)을 시행한다. 가급적 경추 유합 범위를 줄이기 위해서 인공디스크 치환술, 후방 감압술, 목 내시경을 디스크의 모양, 위치에 맞춰 시행한다. 경추 유합 범위를 줄이면 수술이 간단하고, 목 움직임도 편하며 나중에 인접 분절 질환으로 재수술을 받을 확률이 줄기 때문이다. 수술은 간단할수록, 원래 내 몸의 구조를 유지할수록 좋다.

그 외
목 질환들

1
목디스크와 감별해야 할 병들

목디스크의 증상으로 상지 마비와 팔 저림이 있다. 목디스크 외에도 이런 증상을 일으킬 수 있는 다른 병들이 있어서 감별이 필요하다.

어깨 회전근개파열

어깨의 힘줄이 끊어지는 병이다. 회전근개가 완전 파열이 되면 목디스크로 인한 어깨 마비와 마찬가지로 팔을 어깨 위로 들지 못하게 된다. 목디스크로 인한 어깨 마비와 달리 다른 사람이 팔을 어깨 높이까지 올려주면 팔을 머리까지 들 수 있다. 목디스크로 인한 완전 마비(제5 경추 신경 마비, C5 palsy)는 어떤 상황에서도 팔을 올리지 못한다. 그 외에 견봉하 점액낭염, 충돌증후군, 석회화건염 등은 어깨에 통증을 유발한다. 어깨를 돌릴 때 아프면 어깨 질환이다. 어깨 초음파나 MRI를 통해서 병을 확인한다.

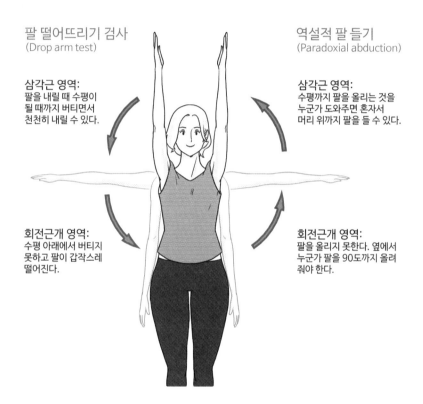

팔 떨어뜨리기 검사
(Drop arm test)

역설적 팔 들기
(Paradoxial abduction)

삼각근 영역:
팔을 내릴 때 수평이
될 때까지 버티면서
천천히 내릴 수 있다.

삼각근 영역:
수평까지 팔을 올리는 것을
누군가 도와주면 혼자서
머리 위까지 팔을 들 수 있다.

회전근개 영역:
수평 아래에서 버티지
못하고 팔이 갑작스레
떨어진다.

회전근개 영역:
팔을 올리지 못한다. 옆에서
누군가 팔을 90도까지 올려
줘야 한다.

'팔 떨어뜨리기 검사'와 '역설적 팔 들기': 회전근개 완전 파열이 되어도 어깨의 다른 근육인 삼각근은 기능을 한다. 회전근개 영역인 수평 아래에서는 팔을 버티지 못하거나 올리지 못하지만, 수평 위 부위에서는 삼각근의 힘을 이용하여 팔을 들 수 있다. 목디스크로 인한 마비는 어깨근육에 아예 힘이 안 들어가 수평 위의 각도에서도 팔을 올리지 못한다.

손목터널증후군

손목터널증후군은 손목의 인대가 두꺼워져서 정중신경을 누르는 병이다. 수근관증후군이라고도 한다. 목디스크는 목, 어깨, 팔로 이어져 내려오는 저림 증상인데, 손목터널증후군은 손바닥, 손끝만 저리다. 손을 많이 쓰는 사람에게 생긴다. 손바닥 엄지 쪽 도톰한 근육이 마르기도 한다. 손바닥을 모아 합장하는 자세에서 손 저림이 심해진다. 근전도 검사를 통해 진단한다.

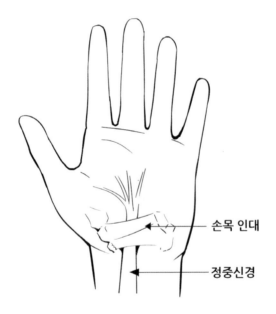

손목터널증후군: 손바닥의 손목인대가 두꺼워져서 정중신경을 누르는 병이다. 주로 손끝이나 손바닥에만 저림이 생긴다. 손을 많이 쓰면 병이 악화된다.

척골신경병증

팔꿈치 안쪽을 부딪혔을 때 전기가 흐르는 느낌을 받은 적 있을 것이다. 이때 자극된 신경이 척골신경이다. 척골신경이 눌리면 4번째, 5번째 손가락이 저리다. 척골신경병증이 심하면 손등 쪽 근육이 빠져서 뼈가 도드라져 보인다. 젓가락질, 단추 끼우는 동작이 어눌해진다. 목디스크와의 감별을 위해 근전도 검사를 시행한다.

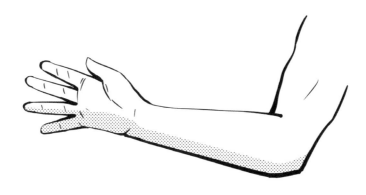

척골신경병증: 팔꿈치에서 4, 5번째 손가락까지 저림이 있다. 척골신경병증이 심하면 손등 근육이 마르고 손이 어눌해진다.

요골신경병증

자고 일어났더니 엄지손가락이나 손목 힘이 빠져 떨어지고 위로 안 올라간다. 손, 팔이 저릴 수 있다. 한 달에서 6개월 정도 기다리면 자연스럽게 회복된다.

엘보

팔꿈치 바깥쪽이 아프면 테니스 엘보, 안쪽이 아프면 골프 엘보라 한다. 외상과염, 내상과염이라고도 한다. 손을 많이 써서 생긴 병이다. 목디스크는 근육을 누른다고 아프지 않지만 엘보는 팔꿈치 뼈, 근육을 누르면 아프다.

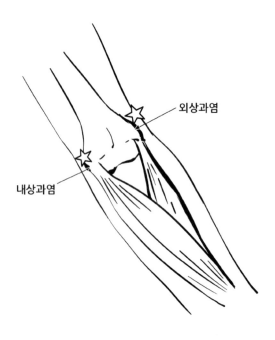

외상과염

내상과염

엘보: 테니스 엘보(외상과염)는 바깥쪽, 골프 엘보(내상과염)는 안쪽 팔꿈치를 누르면 아프다. 손을 많이 쓰면 힘줄이 뼈를 잡아당기면서 염증과 통증이 생긴다.

흉곽출구증후군

목에서 나온 신경이 쇄골뼈 밑에서 근육, 혈관 등에 의해 눌린다. 팔의 자세에 따라 저림 증상이 나타난다. 피가 안 통해 손이 하얗게 되기도 한다. 목근육이 발달된 사람이나 한 자세로 팔을 많이 쓰는 사람에게 발생한다. 팔 저림은 심한데 진단이 어려워 여러 병원을 다니게 된다. 목디스크는 팔을 내리면 더 저리고, 흉곽출구증후군은 팔을 올리면 저리다. 물리치료, 스트레칭, 주사, 생활 교정으로 증상을 완화시킬 수 있다.

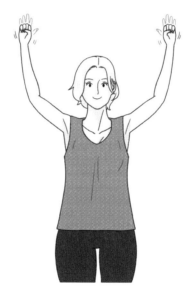

흉곽출구증후군 검사(Roos test, Elevated arm stress test): 벌을 서는 것처럼 양팔을 위로 들고 손을 쥐었다 폈다 한다. 팔을 들고 두 손을 쥐었다 폈다 하는 동작을 3분간 계속 반복하면 한쪽 손이 하얗게 변하거나 팔 저림이 심해진다.

2
후종인대골화증

경추 후종인대골화증은 목 척추뼈 뒤의 후종인대가 뼈로 변하는 병이다. 일본, 한국 사람에게 호발한다. 후종인대가 뼈로 변하면서 두꺼워지면 신경을 누르고 목 통증, 손과 팔 저림, 손 어눌해짐, 사지의 힘 빠짐, 걸을 때 휘청거림 같은 증상이 나타난다. 목 척추신경이 심하게 눌려 마비가 오는 병인 '경추척수증'이 생길 수 있다.

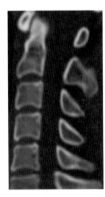

정상 목

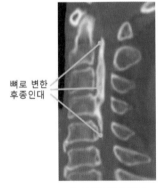

뼈로 변한
후종인대

후종인대골화증

후종인대골화증 CT 사진: 경추뼈 뒤의 후종인대가 뼈로 변하면서 두꺼워졌다. 후종인대 뒤의 신경이 눌린다.

후종인대골화증 수술

마비나 저림이 진행되면 후종인대골화증 수술을 해야 한다. 수술은 단순 디스크 수술보다 경과가 좋지 않다. 수술 후 마비 가능성도 높고 저림 증상도 다 좋아지지 않는다. 수술은 앞으로 접근하는 '경추 척추체 제거술'과 뒤쪽으로 하는 '후궁성형술'이 있다.

- **경추 척추체 제거술(Corpectomy)**

  앞으로 하는 '경추 척추체 제거술'은 수술 위험도가 높지만 후종인대골화증을 완전히 제거하여 추후 병이 진행하는 것을 막을 수 있다.

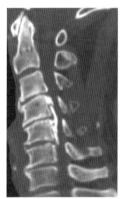 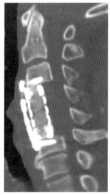 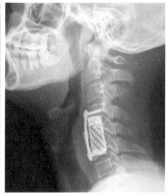

후종인대골화증 CT   경추 척추체 제거술 CT   경추 척추체 제거술 엑스레이

경추 척추체 제거술: 후종인대골화증이 척추뼈 뒤쪽에 자라서 신경을 누르고 있다. 후종인대와 척추체를 앞에서 제거한 후 뼈를 담은 금속 케이지로 받치고 금속판을 고정한다.

- **후궁성형술(laminoplasty)**

목 뒤쪽 절개를 통한 '후궁성형술'은 경추의 전만 곡선이 보존되어 있을 때만 가능하다. 후종인대골화증이 넓게 분포해 있을 때도 시행하기 좋다. 후종인대골화증은 그대로 두고 뒤의 신경 공간을 넓혀주는 간접적 감압술이다. 비교적 안전하나 후종인대골화증이 제거된 것이 아니기에 나중에 후종인대골화증이 더 자라면서 증상이 악화될 수 있다.

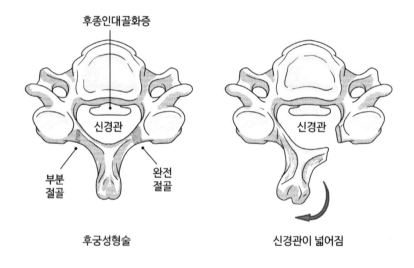

후궁성형술: 후궁의 양쪽 뼈를 갈아낸다. 한쪽은 부분 절골을, 반대쪽은 완전히 뼈를 잘라낸다. 완전히 잘라낸 쪽에서 뼈를 꺾어 벌린다. 좁았던 척추신경관이 넓어진다. 벌어진 뼈를 작은 금속판으로 고정한다.

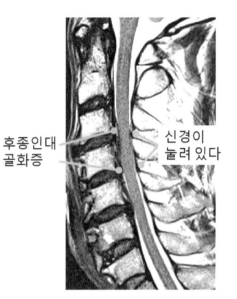
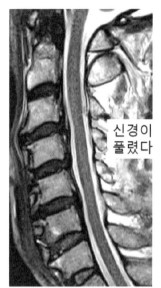

후종인대
골화증

신경이
눌려 있다

신경이
풀렸다

후종인대골화증 수술 전 MRI

후궁성형술 후 MRI

후궁성형술: 수술 전에 신경이 눌려 있다. 후궁성형술 후 신경길이 넓어져서 신경 앞뒤로
하얀색 뇌척수액이 흐르는 것을 볼 수 있다.

3
환축추 회전 아탈구

환추와 축추

경추 1번 뼈를 환추(아틀라스atlas), 2번 뼈를 축추(액시스axis)라 부른다. 아틀라스는 그리스 신화에 나오는 신으로 제우스에게 반역한 죄로 하늘을 지고 있는 형벌을 받았다. 헤라클레스의 황금사과를 따달라는 부탁에 잠시 동안 하늘을 맡기고 헤라클레스에게 속아 다시 하늘을 짊어지게 된 이야기가 유명하다. 아틀라스가 천구를 짊어지고 있는 조각상들이 많다. 뼈 아틀라스(경추 1번 뼈)는 두개골을 아주 안정적으로 받치고 있다. 인간의 머리는 하늘과 같은가 보다.

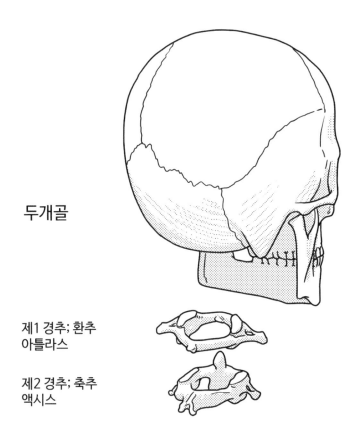

두개골

제1 경추; 환추
아틀라스

제2 경추; 축추
액시스

환추, 축추: 첫 번째 목뼈인 환추는 두개골을 받친다. 두 번째 목뼈인 축추는 '회전축'이라는 뜻으로, 가운데 솟아 있는 뼈가 링 모양의 환추가 회전할 때 축이 되며, 머리를 양옆으로 안정적으로 돌릴 수 있게 해준다.

환축추 회전 아탈구

1-2번 경추의 정렬이 틀어지고 1번 경추(환추)가 회전되어 고개가 돌아가는 병을 '환축추 회전 아탈구'라고 한다. 주로 소아에게서 발생하는데 이는 인대가 유연하고 탈구가 되기 쉬운 뼈 모양 때문이다. 축구공에 머리를 부딪힌다든지 목감기(인후두 염증, Grisel syndrome)를 심하게 앓고 난 후 고개가 틀어진다. 외상, 염증이 병의 원인이다.

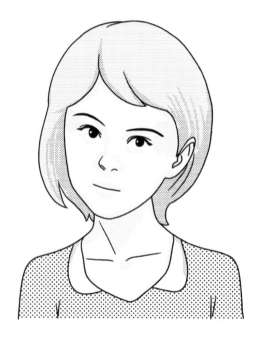

환축추 회전 아탈구: 턱과 머리가 반대 방향으로 돌면서 고개가 돌아간다. 아이가 신경을 쓰면 고개가 똑바르게 되기도 하지만 시간이 지나면서 다시 고개가 틀어지는 경우가 많다.

환축추 회전 아탈구 진단

환추와 축추는 고개를 좌우로 돌리는 데 많은 역할을 한다. 고개가 돌아가는 병으로 사시, 사경이 있다. 사시는 눈 때문에 고개가 틀어지고 사경은 목근육이 짧아지는 병이다. 사시, 사경과 환축추 회전 아탈구를 감별하기 위해 엑스레이, CT를 촬영한다.

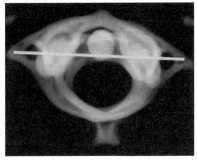

정상

환축추 회전 아탈구

환축추 회전 아탈구 CT 사진: 정상 사진에서는 환추와 축추의 축이 일치한다. 환축추 회전 아탈구에서는 환추(살구색)의 축이 축추(빨간색)의 축과 비교하여 틀어져 있다.

환축추 회전 아탈구 치료

처음에는 근이완제를 복용하면서 견인 치료를 시도한다. 견인은 병원에 입원한 뒤 누워서, 앉아서 자주 시행한다. 견인할 때 추의 무게는 몸무게의 1/8~1/4 정도로 당긴다. 견인 치료를 하지 않을 때는 목 보호대를 착용하여 정복된 뼈가 유지되도록 한다. 도수 치료는 줄어든 근육은 늘여주고 버티는 근육을 강화시킨다. 보통 3~6개월이 지나도 교정이 안 되면 전신마취를 하고 뼈를 맞추거나 수술을 고려한다.

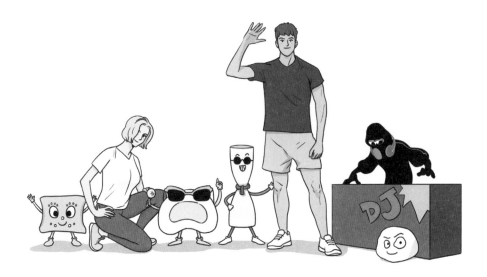

책을 마치며

첫 번째 책인 『정형외과 운동법』 출간 후 전공인 척추에 관한 책을 써야겠다 생각하고 있었다. 마음은 있었지만 시간이 나지 않아 시작을 못 하고 있었는데 코로나가 발병했다. 모두가 힘든 시간이었지만 차근차근 책을 써나갔다.

이전에 나온 척추 책들과는 다르게 쓰고 싶었다. 단순 건강 서적보다는 흥미로운 과학 인문학 서적이길 바랐고 독자들에게 도움을 주는 책이 되었으면 했다. 디스크, 척추협착증의 발병 기전과 최신 치료법을 소개하면서 이해하기 쉽게 그림을 많이 넣었다. 앞으로 10년간 이보다 더 좋은 척추 책은 나오지 않을 거란 자신감으로 그림과 내용에 공을 많이 들였다.

욕심이 담기다 보니 내용이 많아졌다. 독자들의 기억에 남으려면 하나의 키워드, 메시지가 남아야 하는데 이 책은 그렇지 않다. '하나의 운동법으로 디스크를 다 고칠 수 있다'라는 간결한 메시지를 사람들은 더 좋아한다. 한 가지 운동으로 디스크가 무조건 좋아진다면 약물, 주사, 수술적 치료가 왜 존재하겠는가? 병원도 필요 없을 것이다. 허리디스크 치료는 환자 각각의 상황에 맞추어 회복 반응을 봐야 하는 세심한 과정이다. 의학은 복잡한 것이다.

그래도 독자분들이 기억했으면 하는 허리 관리법은 '허리는 펴는 것이 좋고, 허리로 물건 들기, 숙여서 일하기, 오래 앉아 있기를 하지 말자' 이다. 목도 숙이지 않아야 한다. 가장 좋은 운동은 걷는 것이고 허리를 펴거나 일자로 유지하는 근력운동을 하는 것이 좋다.

경제지를 읽다가 'financial literacy'라는 용어를 보았다. '금융 이해력' 정도로 해석할 수 있는데 문맹에서 벗어나기 위해 금융도 공부를 해야 한다는 의미다. 의학에도 'medical literacy(의학 이해력)'라는 용어를 만들고 싶다. 의학에 대해 많이 알수록 사람들은 더 건강해지고 본인이 원하는 좋은 치료를 받을 수 있다. 『매일 척추』가 '척추 이해력'을 높일 수 있는 책이 되었으면 한다. 여러분들의 척추가 매일매일 건강해지길 기대한다.

마지막으로 척추를 가르쳐주신 이종서, 정성수 교수님, 최건, 최원철, 최원규, 정대진 원장님, 그리고 우리들 병원 이상호 회장님께 존경과 감사를 표한다.

은상수

참고문헌

A Nachemson The load on lumbar disks in different positions of the body. Clin Orthop Relat Res. Mar-Apr 1966;45:107-22. (자세별 디스크 일러스트)

Gosheger G, Liem D, Ludwig K, et al. Injuries and overuse syndromes in golf. Am. J. Sports Med. 2003;31:438-43.

Brumitt J, Dale B. Functional rehabilitation exercise prescription for golfers. Athletic Therapy Today. 2008;13(2):37-41.

Hosea Tm, Gatt CJ. Jr. Back pain in golf. Clin Sports Med. Jan 1996;15(1):37-53

Lindsay D, Horton J. Comparison of spine motion in elite golfers with and without low back pain. J Sports Sci. 2002;20(8):599-606

Bulbulian R, Ball KA, Seaman Dr. The short golf backswing: effects on performances and spinal health implications. J Manipulative Physiol Ther. 2002;24(9):569-575.

John R. Parziale, MD. Healthy Swing A Golf Rehabilitation Model. Am. J. Phys. Med. Rehabit. 2002;81:498-501.

Pascale. Bone-Forming and Antiresorptive Effects of Romosozumab in Postmenopausal Women With Osteoporosis: Bone Histomorphometry and Microcomputed Tomography Analysis After 2 and 12 Months of Treatment., JBMR (골다공증 뼈 CT 사진)